THERAPEUTIC COMMUNITY

중독치료를 위한 치료공동체 운영 매뉴얼

이재호 지음

SJ 신정

머리말

2010년 캐나다 BC 주 정부에서 운영하는 약물중독 및 성범죄자 치료공동체에 정부파견 연구원 자격으로 참여하면서 치료의 기적을 보았다. 그리고 2012년 미국 미네소타 주에서, 펜실베이니아 주에서, 뉴욕 주에서 그리고 다시 2015년 유타 주의 솔트레이크 시에서 이러한 중독치료가 기적이 아니라 일상적으로 일어나고 있는 일들이라는 것을 알게 되었다.

필자는 1997년 처음 보호관찰직 공무원으로 근무를 시작하여 비행 청소년 상담과 환경조사 등의 업무를 수행하다가 2000년 범죄자 상담과 치료를 담당하는 교정공무원으로 자리를 옮겼다. 2010년까지 10년 넘는 기간 동안 청소년과 성인 범죄자를 상담하고 치료프로그램을 개발, 운영하면서 회의감에 빠져들었다. 과연, 직업으로 범죄를 일삼는 자들과 약물 또는 행위에 중독되어 거친 삶을 살아가는 이들의 인생에 변화가 찾아올 수는 없는 것일까? 특히, 그 회의감은 마약중독과 성범죄자들의 상담과 치료를 맡은 2008년부터 더욱 깊어졌다. 마약 청정 국가의 지위가 흔들리고 신종마약은 아무리 단속해도 사용자 수가 늘어갔으며 성범죄의 심각성으로 시민들의 분노는 더해갔다. 알코올중독, 도박중독, 성중독 등은 범죄로 이어졌고 강력한 단속과 처벌의지만으로는 해결되지 않았다. 그 무렵 정부파견으로 캐나다 BC 주의 주정부 치료공동체 센터로 연수를 떠났고, 이어 미국의 여러 주에서 약물중독자들과 행위중독자들의 치료과정을 지켜보았다. 그것은 내게 다소 충격이기도 했다. 그들이 늘 성공하는 것은 아니었지만 지난 10년간 치료현장에서 지켜본 다른 프로그램들의 성과에 비하면 치료공동체에서 생활하는 사람들의 변화는 기적이라고 말해도 좋을 정도로 놀라운 것이었다. 그리고 2015년 치료공동체에 대한 계속된 연구와 치료 효과를 검증하기 위해 미국 유타 주로 파견됐다. 유타대학교에서 중독 문제와 치료 방법을 연구하고 전문 치료센터와 주정부 기관에서 2년간 직접 프로그램을 운영하면서 많은 것을 경험하고 배웠다. 전문가의 치료역량에만 의존했던 다양한 상담치료프로그램과 달리 자기치료와 또래 집단의 상호치료라는 원리는 쉽지만 매우 놀라운 효과를 발휘한다는 것을 알았다. 치료공동체를 연구하면서 안타까웠던 점은 국내에 아직 치료공동체에 대한 번역서나 집필 연구서 혹은 아무런 매뉴얼이 없다는 것이다.

치료공동체 이론을 설명하고 매뉴얼을 제작한다는 것은 매우 부담스러운 일이었다. 문화가 다른 미국과 영국의 치료공동체 모델을 연구하면서 우리나라의 실정에 맞게 조정하는 일은 후학들에게 많은 책임이 수반되는 일이기도 하다. 이러한 부담에도 불구하고 집필에 용기를 낼 수 있었던 것은 치료공동체가 문화와 민족을 떠나서 보편적으로 적용할 수 있는 모델이라는 점이다. 또한, 높은 수준의 심리학적, 정신의학적 지식이 없더라도 누구나 이해할 수 있고 실천할 수 있다는 점이다.

지난 수년 동안 비록 다른 나라에서였지만 치료공동체 운영에 참여하고 연구하면서 많은 것을 배웠다. 그것은 비단 중독으로 고통받는 사람들의 변화를 목격하는 것뿐만 아니라 나 자신의 변화를 경험했던 시간이었다. 공동체가족으로 생활하면서 정직하고 책임감 있는 생활태도를 배우면서 나 자신도 변화를 경험했다.

치료공동체는 정신병원, 중독치료센터, 교도소, 소년보호시설, 위탁보호시설, 노숙자 쉼터, 청소년 프로그램 등 어디에서나 적용 가능하다. 거주 시설뿐만 아니라 정기적 모임을 갖는 형태로도 운영이 가능하다. 그리고 치료공동체 매뉴얼은 그 철학적 이념과 원리를 훼손하지 않는 범위에서 변형하여 운영하는 것도 가능하다.

필자는 치료공동체를 소개하면서 중독으로 또는 사회적 낙오자로 고통받고 있는 더 많은 사람들이 치료공동체를 통해 회복되고 건강한 시민으로, 그리고 우리의 가족으로 돌아올 수 있기를 소망한다.

이재호
e-mail: emforu@naver.com

추천사

새로운 역사의 시작

간절히 꿈꾸는 소망은 이루어진다.

그러니까 대략 15년 전 일이다. 보건복지부 산하 알코올전문기관인 한국음주문화연구센터에서 업무를 시작하게 되면서 처음으로 담당하게 된 일이 지역사회에 알코올상담센터를 설치하는 것이었다. 그 당시만 하더라도 중독을 개인의 일탈로만 보는 경향이 강해서 국가에서 이들을 위한 치료 사업을 하는 것은 다소 생소한 일이었다.

예산도 6개월 동안 사업을 진행하는 데 지원되는 금액이 1개 센터당 고작 1,700만 원에 불과했다. 지역사회사업에 대하여는 잘 모르고 담당하게 된 일이었다. 4개 센터를 선정하였지만 무엇을 어떻게 시작해야 하는지 막막했다. 그때부터 나는 여러 나라를 방문하며 각 나라의 중독정책을 파악하고 나름 알코올관련 사업을 효과적으로 잘 진행하고 있다는 기관들을 방문하였다.

그때 처음으로 알게 된 치료공동체 프로그램!

그 당시 우리나라에서는 주로 알코올중독증상이 매우 심각하여 가정에서 함께 생활하기 어려운 경우에만 병원에 입원시켜 치료를 진행했다. 그런데 병원에서는 이들을 치료하는 전문 프로그램 부족으로 퇴원하자마자 재발하는 경우가 빈번했다. 그런데 치료공동체 프로그램은 그 회복을 지속하는 비율이 70~80%가 된다는 것이다. 처음에 나는 외국의 치료공동체 기관들이 자신들의 기관을 홍보하기 위해 과장된 통계를 보여주는 것이라고 생각했다. 그러나 치료공동체 프로그램의 운영방식을 이해하고, 또 직접 운영상황을 지켜보면서 이러한 통계가 과장이 아니라는 사실과 알코올중독자를 치료하는 효과가 매우 높을 수밖에 없는 이유들을 발견하기도 했다.

그래서 우리나라에 이 치료공동체 프로그램을 도입해야겠다고 생각했다. 다행히 관련부서 담당자들의 이해와 관심으로 우리나라에 첫 치료공동체 프로그램을 시행할 남성 거주시설을 만들 수 있게 되었다. 그러나 그 과정은 만만치 않았다. 처음엔 지역 주민들의 거센 반대로 쫓겨나 많은 고생을 해야 했다. 두 번째 지역에서 어렵게 허락을 받아 개소를 하고 치료공동체 프로그램을 시작하자마자 이 프로그램에 참여한 한 중독자가 '자신이 직원들 밥을 해먹이고 있다'는 민원을 제기하여 또 한 번의 위기를 맞았다. 치료공동체 운영방식을 이해하지 못해 벌어진 참으로 황당한 사건이었다.

치료공동체에서는 공짜가 없다. 공동체 안에서 각자 자기가 맡은 역할을 책임지고 해야 한다. 그러기 위해서는 식사 당번도 해야 한다. 그리고 그 공동체 안에서 동료들 간에 관계를 맺고 어떻게 살아야 하는지 등의 방법들을 직접 체득하면서 중독문제를 해결하는 법을 배우게 된다.

치료공동체 프로그램을 처음 진행하면서 많은 우여곡절도 있었지만 전체적으로 매우 성공적이라는 평가를 받았다. 그래서 여성 거주시설, 중간 처우의 집, 직업 재활시설을 설치하여 이 치료공동체 프로그램을 적용하였다. 지면 관계상 그 증거들을 다 나열할 수는 없지만 중독프로그램에 확실한 효과가 있음이 여기저기서 발견되었다.

이후 나는 도박중독 분야의 전문직 공무원으로 일하게 되었다. 나는 이 치료공동체 프로그램을 도박중독자들에게도 적용해 보고자 하였으나 제한된 근무기간 때문에 그 꿈을 이루지 못해 내내 아쉬웠다. 그러던 차에 총신대학교의 중독재활상담학과 교수가 되었고, 인터넷, 게임, 스마트 폰 문제를 가진 청소년들을 상담하는 '강서 I Will 센터'운영을 맞게 되었다. 나는 우리 과 학생들이 졸업하면 다시 이 치료공동체 프로그램을 제대로 운영해 보려는 꿈을 간절히 소원하고 있었다. 이때 이재호 선생님을 만나고 집필 중인 책을 소개받았다.

이재호 선생님이 쓴 '치료공동체'책을 단숨에 읽었다. 이건 새로운 역사의 시작이다. 내가 26년 동안 중독현장에서 간절히 염원해 온 꿈이 이루어진 듯한 벅찬 감동을 느꼈고, 마치 가뭄에 단비를 만난 것처럼 시원했고 희망을 보았다. 그리고 그 전문성에 놀랐다. 이재호 선생님께서는 치료공동체의 역사에서부터 치료의 전 과정을 매우 상세하고도 문외한이 읽어도 이해하기 쉽도록 쉽게 잘 기술하였다. 또한 각 장마다 제시한 실제 사례들을 보면서 이재호 선생님이 이 책을 집필하면서 얼마나 많은 정성을 기울였는지를 알 수 있었다. 이 책은 중독현장에서 사용하기에 매우 실제적이다. 따라서 향후 이 책을 통하여 우리나라 치료공동체 프로그램이 활성화되어 자리 매김할 것이라는 기대와 함께 중독프로그램의 흐름을 변화시킬 주요 책자로 대접받을 것이라는 확신이 든다.

나는 '간절히 꿈꾸는 소망은 이루어진다'는 믿음을 확인시켜 준 귀하고 훌륭한 책의 추천사를 쓰게 되어 너무 감개무량하며, 우리나라 중독문제를 해결하기 위하여 해외까지 나가 고생하며 이 좋은 책을 집필하신 이재호 선생님께 진심어린 감사와 한없는 존경의 마음을 전하고 싶다. 부디 이 책이 널리 활용되어 중독자를 치료하는 데 새로운 역사의 한 페이지를 쓸 수 있으면 참 좋겠다. 그리 되도록 기도드리겠다.

매일 중독자의 회복을 위하여 고군분투하는 현장에서 조현섭 드림
(총신대학교 중독재활상담학과 교수, 강서아이윌센터장)

치료공동체 신조

더 이상 어디에도 피할 곳은 없다.
마침내 여기서,
내가 내 눈을 똑바로 쳐다보고
사람들 앞에 똑바로 설 수 있을 때까지 달려야 한다.

나의 비밀스러운 고통을 나눌 수 있을 때까지
나는 그 고통으로부터 피할 수 없다.

비밀을 그대로 묻어둔 채로
나 자신과도, 어느 누구와도 함께할 수 없다.
다시 혼자로 남게 될 뿐이다.

지금, 모두가 함께하는 바로 이 공간이 아니라면
또 어디에서 나를 비추는 거울을 찾을 수 있을까!

모두가 함께한 이곳에서 나를 찾아야 한다.

허황된 꿈을 떠벌리는 못난 거인이 아니라,
두려움에 사로잡힌 난쟁이가 아니라,
각자 삶의 목적을 충실히 나누는 평범한 인간으로서
나는 지금 여기에서 작은 뿌리를 내리고 성장하고자 한다.

나는 더 이상 혼자가 아니다.
절망 가운데 있었다 할지라도 이제 다른 이들과 함께 희망을 찾는다.

– Richard Beauvais

번역: 이재호

치료공동체 운영 매뉴얼

치료공동체 매뉴얼은 치료공동체 직원 및 공동체가족을 교육할 수 있도록 만들어졌다. 각각의 단원은 학교 또는 연수 기관에서 특별히 기간을 정하여 순서대로 진행할 수도 있으며, 순서에 관계없이 필요한 부분만 발췌하여 필요에 따라 직무교육 혹은 공동체가족 교육용으로 사용할 수 있다.

차례

05 치료공동체 모임

06 치료공동체 임상분석모임

07 치료의 단계

08 변화를 지속시키는 내면화 과정

09 건강한 관계

10 치료공동체의 사회적 조직구성과 시설환경

* 각 단원 끝에는 필자가 미국의 다양한 치료공동체에서 프로그램을 연구하고 운영하면서 직접 겪은 공동체생활의 에피소드를 담았다. 에피소드를 통해 독자들이 보다 생생하게 치료공동체 생활을 이해할 수 있을 것으로 기대한다.

01

치료공동체 철학과 기본 원리

치료공동체는 학문적 연구에서부터 출발하고 발전한 치료기법이 아니다. 치료공동체는 실제 경험을 토대로 발전하여 많은 사람들을 중독으로부터 회복시켰다. 그리고 회복된 이들은 다양한 삶의 문제들로부터 빠져나와 건강한 삶을 살아가도록 성장해왔으며 다시 치료공동체 속에서 다른 사람들의 성장과 회복을 도우며 공동체 원리를 발전시켜 나갔다.

이번 단원은 치료공동체의 용어와 철학 그리고 치료의 16가지 기본 원리들을 통해 우리가 무엇을 배우고 어떻게 치료와 회복, 성장을 이루어갈 수 있는지에 대하여 설명한다.

모든 환자는 그 자신의 내면에 자신을 고쳐줄 의사가 있다.
그들은 그 사실을 모른 채로 의사에게 간다. 우리 의사들이 할 수 있는 일이란
환자 각자의 내면의 의사에게 일할 기회를 주는 것이다.

– 알베르트 슈바이처 –

치료공동체 철학

갑자기 기침, 콧물, 오한이 생긴다면 의사는 우선 증상을 완화하기 위한 처방을 한다. 하지만 이러한 증상의 원인이 단순히 감기인지, 아니면 보다 심각한 질병인지 원인을 밝혀내지 못하고 증상만 다룬다면 자칫 환자를 더 심각한 위험에 빠뜨릴 수도 있다. 마찬가지로 약물이나 행위에 중독되는 것은 중독 자체가 문제이기보다는 환자의 삶에 보다 심각하고 근본적인 문제가 있기 때문이다. 치료공동체는 중독을 삶의 문제가 원인이 된 하나의 증상으로 본다. 그리고 삶 속에서 문제를 찾아 치료해 나간다. 원인이 치료되면 증상은 자연스럽게 사라진다는 것이 치료공동체의 철학이며 회복의 원리이다.

치료공동체의 목표는 개인의 성장에 있다

약물에 중독되거나 도박 같은 행위에 중독되는 것은 중독 자체가 문제가 아니다. 중독은 증상으로 나타난 것일 뿐이며 진짜 문제는 이러한 증상을 발현시킨 삶의 태도에 있다. 알코올이나 약물중독에 빠져드는 사람을 보면 이들은 낮은 자존감, 스트레스를 다루는 능력이나 관계를 형성하고 유지시키는 능력의 부족 등 다양한 삶의 문제들을 가지고 있다. 삶의 태도를 변화시키지 않고서는 중독으로부터 벗어날 수 없다. 혹 벗어난다 하더라도 다시금 동일한 문제들 때문에 중독은 재발되고 만다. 그래서 치료공동체는 개인의 성장을 목표로 한다. 자존감을 높이고 스트레스 상황에 보다 효율적으로 대처하면서 다른 사람들과 좋은 관계를 유지할 수 있다면 중독이라는 증상은 자연스럽게 사라질 것이다.

치료공동체는 자기치료와 상호치료의 공동체 원리를 따른다

전통적인 중독치료 방법은 신체적 의존을 감소시키는 약물 치료와 전문 치료사의 전적인 도움에 의지하는 방식이었다. 하지만 이러한 치료 방법들은 단기적인 효과에 그치고 중독의 재발을 막지는 못했다. 치료공동체는 공동체가족이 전적으로 전문 치료사의 도움에 의지하여 치료하는 방법에 회의적이다. 치료공동체는 자기치료와 상호치료의 원리 속에 공동체 속에서 동료와의 관계를 중요시하며 직원도 공동체 안에서 서로 도움을 주고받는 구성원이 된다. 공동체가족들이 서로 다른 사람의 치료자 역할을 하는 것이다. 이 과정에서 자기치료와 상호치료가 일어난다.

치료공동체 직원은 자기치료와 상호치료의 조력자일 뿐 직접적 치료자가 아니다

치료공동체에서 직원은 치료의 조력자일 뿐 직접적인 치료자는 아니다. 직원이 갖추어야 할 가장 중요한 소양은 중독과 상담에 대한 고도의 전문지식이 아니라 삶의 본보기가 되어 주고 구체적 행동에 좋은 모델이 되는 것이다. 특히 치료공동체의 직원들은 중독에 빠졌다가 회복되어 새로운 삶을 살아가던 중 치료공동체에 상담사로 혹은 관리직원으로 일하게 되는 경우가 많다. 이들은 치료공동체의 원리를 제대로 이해하고 있을 뿐만 아니라 치료공동체 가족들에게 삶의 좋은 본보기가 되어 줄 수 있다.

가족으로서의 치료공동체

치료공동체는 가족이 갖고 있는 안전한 신뢰의 공간이 되어야 한다는 믿음이 있다. 가족은 기본적으로 서로를 해치지 않는다는 신뢰와 보호의 관계이다. 서로 알지 못하는 사람들이 모여 이러한 신뢰의 공간과 관계를 만들어 내는 일을 결코 쉽지 않다. 하지만 의심과 상처가 깊을수록 변화의 여지는 더 크다. 중독자들 대부분은 열등감을 감추려고 과장된 거짓 행동을 하거나 다른 사람과의 접근을 배척하고 외톨이로 남는 경우가 많다. 이러한 행동들은 다른 사람을 정직하게 만날 수 없도록 하며 자신과도 제대로 대면할 수 없게 만든다. 치료공동체는 정직을 최우선 가치이자 가장 먼저 배워야 할 과제로 여긴다. 그리고 정직한 관계는 신뢰할 수 있는 환경 안에서 만들어질 수 있다. 신입가족이 치료공동체에 입소하고 몇 주 만에 자신이 안전하고 비판받지 않는 공간에 와 있다고 믿게 된다면 치료공동체의 기능은 성공적이 될 수 있다. 가족과 같은 안전한 대화의 공동체, 서로 신뢰할 수 있는 관계가 치료공동체의 철학이자 성공의 열쇠이다.

행동의 변화를 이끌어내는 치료공동체 요소들

치료공동체 안에는 다양한 모임과 공동체 활동이 있다. 그리고 이 활동들은 직접적으로 중독의 위험성을 알리고 이를 피하는 방법을 가르치기보다 올바른 삶을 위한 가치관과 태도들을 가르친다. 아침모임, 저녁모임, 세미나처럼 매일 모이는 정기모임과 일반모임, 참만남모임 등의 부정기모임을 통해 동료들로부터 상호 칭찬과 격려, 행동수정을 위한 도전을 주고받게 된다. 또한, 치료공동체는 사회공동체와 동일한 조직구조를 갖는다. 위계질서가 존재하는 공동체 안에서 사회와 동일한 책임과 순응, 리더십과 협력의 원리를 깨우쳐 간다.

치료공동체의 기본 원리

치료공동체 운영

치료공동체의 운영은 중독을 유발했던 환경 요인에서 벗어나 안전한 곳에서 진행되어야 한다. 약물이나 중독을 일으키는 행위는 중단 이후에도 금단증상으로 인한 갈망이 끊임없이 계속되기 때문에 작은 유혹에도 넘어가기 쉽다. 그렇기 때문에 치료공동체에 참여하는 공동체가족들은 약물과 중독을 일으키는 행위에 대하여 관대한 생각을 가지고 있는 다른 사람들과 구별되어야 하며 환경적 유혹을 피해 벗어날 수 있어야 한다. 치료공동체는 치료기간 동안 외출이 통제되며, 외부인 접촉이 자유롭지 않다. 금단증상을 이겨내고 새로운 관계를 정립할 수 있을 만큼 가치관과 생활태도의 변화를 일으킨 후에 외부와의 접촉이 허락된다.

치료공동체 생활환경

치료공동체는 주거공간뿐만 아니라 식당, 여가활동을 위한 방, 토론방 등 다양한 공동체 활동 공간을 갖는다. 이러한 공간들은 공동체가족이 가정과 같은 안락함을 느낄 수 있도록 공간의 색상, 가구배치 등에 대한 배려가 있어야 하며 청결한 환경이 유지되도록 힘써야 한다. 또한, 방마다 게시판과 표어를 걸어 공동체가족들이 언제나 치료공동체의 이념과 철학을 생각하고 기억할 수 있도록 도와야 한다.

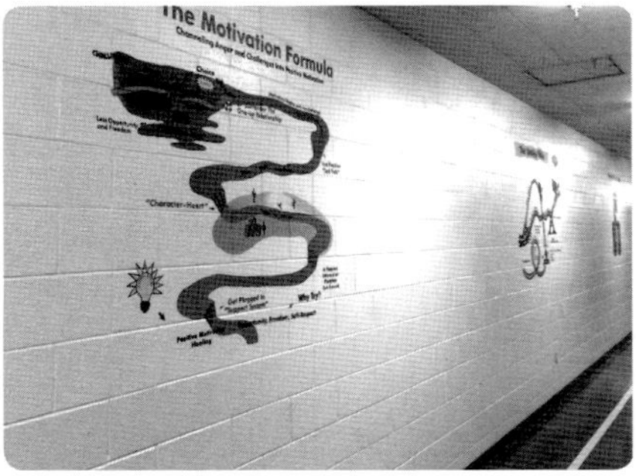

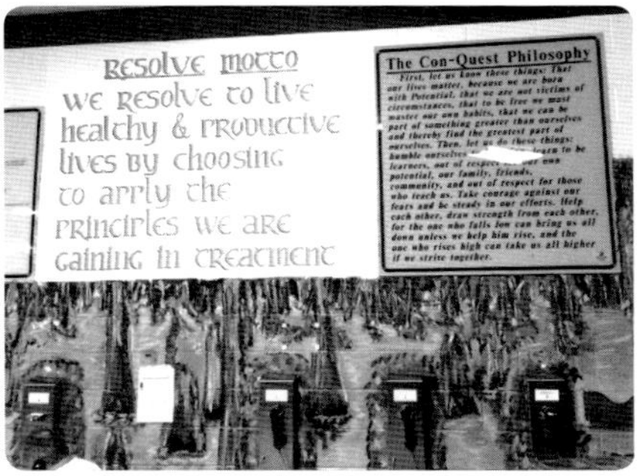

치료공동체 활동

치료공동체의 치료와 회복은 상담, 교육 등 특별히 정해진 시간에 일방적 설득이나 주입으로 이루어지는 것이 아니라 식사시간, 공동체 모임, 과제활동, 여가활동 등 공동체 생활 속에서 다른 사람들과의 상호작용을 통해 일어난다. 공동체 생활 속에서 좋은 본보기가 되는 다른 사람들의 태도나 행동을 지켜보며 이를 배우고, 칭찬과 도전의 방법으로 자신의 행동에 대한 피드백을 받아 수정하면서 새로운 가치관과 생활태도를 만들어간다. 생활 속에서 24시간 변화를 경험하고 성장해 나간다.

규칙적인 생활

치료공동체의 생활은 매우 규칙적이다. 정해진 시간과 형식에 따라 일상생활이 반복되며 여유롭지 않다. 바쁜 생활은 지루함이 가져다주는 여러 가지 부정적인 생각들을 멀리하도록 하고 과거의 습관에 대한 집착을 예방할 수 있도록 한다. 또한, 시간 관리는 공동체가족이 배워야 할 중요한 삶의 기술이다. 규칙적인 생활과 바쁜 일정 속에 여가시간을 활용할 계획을 세우고 개인 과제를 해나가는 것은 올바른 삶을 위한 연습이 된다.

치료공동체 모임

치료공동체 모임은 아침모임, 세미나, 저녁모임, 일반모임으로 구성된다. 일반모임을 제외하고는 매일 정해진 시간에 모임을 갖는다. 아침모임은 하루의 일과를 시작하면서 서로에게 동기를 부여하고, 세미나는 서로가 다양한 지식과 정보를 교환하는 시간으로, 그리고 저녁모임은 참만남모임 등 공동체에서 서로 간 피드백을 주고받는 시간으로 구성된다. 그리고 일반모임은 치료공동체 규칙의 변경, 건물의 이전과 같이 전체가 공유해야 할 문제가 대두되었을 때 열리는 부정기적 모임으로 치료공동체의 관리, 운영에 핵심이 되는 모임이다.

참만남모임

치료공동체에서 참만남모임은 치료의 핵심적 역할을 한다. 참만남모임을 통해 자신의 그릇된 행동과 습관을 올바로 인식하고 바꾸어야 할 태도를 수정해 나간다. 참만남모임은 대면, 대화, 해결, 어울림의 4단계 과정으로 진행되는데 이 과정을 통해 공동체가족은 중독을 지속시키는 습관을 알게 되고, 배려와 책임, 신뢰, 다른 사람의 충고를 받아들이는 법 등을 배우게 된다.

치료의 3단계

치료공동체는 세 가지의 중요한 변화의 단계를 밟아 진행된다. 시작단계와 변화 단계를 거쳐 내면화 단계로 진행되는데 개인은 각 단계별로 목표를 설정하고 확인한다. 단계별로 필요한 과제가 부여되며 동료들의 피드백을 받아 자신이 어느 단계에 와 있는지 평가받는다. 개인에 따라 빠르게 진행될 수도 있으며, 오랜 기간이 걸릴 수도 있다.

업무분담

자기치료원리의 실현을 위해 치료공동체에서 생활하는 모든 공동체가족에게는 시설의 운영, 관리에 필요한 각자의 책임이 할당된다. 여기에는 청소나 식사당번, 시설 관리, 스케줄 관리 같은 것들이 포함되며 이러한 일들을 성실히 이행함으로써 공동체가족들은 소속감과 책임감을 갖게 된다.

규율과 징계

치료공동체 규칙은 공동체가족들로 하여금 신체적, 정신적으로 건강한 생활을 하면서 친사회성을 갖도록 하는 중요한 요소이다. 규칙을 따름으로써 서로 안전한 생활을 보장하고 성장과 회복을 위한 노력에 집중할 수 있도록 한다. 치료공동체 규정에는 엄격한 금지규정과 행위규정, 생활규정이 있다. 폭력행사 등을 금지하는 엄격한 금지규정은 위반 시 퇴원 조치되는 등 강력한 처벌이 이루어지며, 행위규정과 생활규정을 위반하는 경우는 행위에 상응하는 징계를 받게 된다.

치료공동체 가치와 이념에 대한 이해

치료공동체의 가치와 이념을 이해하는 것은 치료와 회복에 대한 확신을 불어넣어 주며 이를 위한 변화의 동기를 확고히 하는 효과가 있다. 또한, 그동안 젖어 있었던 사회 하위문화에 대한 정화작용과 올바른 삶에 대한 가치를 재발견할 수 있도록 도와주는 역할을 한다. 그러한 이유 때문에 치료공동체의 가치와 이념은 소모임이나 세미나에서 반복적으로 사용되며 동료들과의 대화에서도 언어적 습관으로 적용된다. 아침모임에서 치료공동체 신조를 암송하거나 표어를 붙이고, 관련된 자료를 읽고 토론하며 쓰기 과제를 부여하는 등의 활동을 통해 치료공동체의 이념과 철학을 이해하고 적용하는 데 도움이 된다.

태도 감수성 훈련

자기 자신의 행동과 태도가 공동체 속에서 사람들에게 어떻게 받아들여지는지를 이해하고 다른 사람의 행동과 태도 역시 자신이 왜곡하지 않고 그대로 받아들이는 방법에 대하여 배우고 경험하게 된다. 태도 감수성은 정직한 피드백을 통해 배우게 되는데, 자신의 행위에 대한 다른 사람의 평가를 듣고, 다른 사람의 행동을 평가하면서 태도 감수성을 길러 나간다.

감정 훈련

치료공동체 가족들은 공동체 내에서 서로의 감정을 전달하고 수용하는 방법에 대해서 배우고 경험한다. 자신의 감정을 정직하게 전달하고 왜곡하지 않고 받아들이는 연습을 통해 자신과 타인의 감정을 이해하고 다룰 수 있게 된다. 또한, 스트레스 상황에 대하여 감정적으로 어떻게 대처해야 하는지에 대하여 이해하게 된다.

선배 공동체가족들의 역할

자기치료와 동료에 의한 상호치료를 근본 가치로 하는 치료공동체에서 선배 공동체가족의 역할은 매우 중요하다. 치료공동체의 선배 공동체가족은 신입 공동체가족이나 후배 공동체가족들에게 좋은 본보기로서의 역할과 바람직한 생활태도를 가르치는 조언자로서의 역할을 하며, 치료공동체의 효과는 이들이 본보기로서의 역할을 얼마나 잘 수행하느냐에 달려 있다. 선배 공동체가족들의 생활태도를 통해 치료공동체가 안전한 신뢰의 공간이라는 믿음을 가질 수도 있다. 선배 공동체가족들은 치료공동체의 각종 모임에서 리더 역할을 하며 칭찬과 격려, 피드백을 주는 훌륭한 조언자이기도 하다.

치료공동체 직원의 역할

직원들은 치료공동체가족의 일원으로 좋은 생활 본보기가 된다. 필요할 때 조언자로서의 역할을 하며 공동체가족의 생활을 돕고 필요한 지원을 하게 된다. 때로는 개별 상담을 통해 당면한 문제들에 대한 바람직한 해결방안들을 공동체가족과 함께 모색해 보기도 하지만 직원들은 언제나 직접적인 치료자가 아니다. 치료는 공동체 활동을 통해 주로 일어난다. 그래서 직원들은 공동체가족에게 신뢰할 수 있는 조언자이자 지지자로 남아 그들이 공동체 속에서 자기 자신을 발견하고 치료할 수 있도록 하며 다른 공동체가족들과 함께 서로 진정한 관계를 발전시키는 가운데 상호 치료하고 성장할 수 있도록 도움을 준다. 직원들은 수시 교육을 통해 치료공동체의 이념과 원리를 잘 이해하고 있어야 하며, 이를 통해 치료공동체 운영의 조력자로서의 역할을 성공적으로 수행할 수 있다.

치료기간에 대한 계획

중독에 완전한 치료는 없다. 사람의 변화를 통해 늘 중독요인을 경계하고 관리해 나가는 것이다. 치료공동체는 이러한 관리 능력을 갖도록 도와주는 것이 치료 목표이다. 기간은 치료 수준과 변화 목표에 따라 달라지며 개인적 변화 수준에 따라 조절이 가능하다. 운영 주체에 따라 차이는 있지만 짧게는 3~6개월, 길게는 1~2년의 기간을 두고 치료계획이 세워진다.

재발 방지

치료공동체를 수료하고 나서도 12단계 모임이나 치료공동체 기관을 정기적으로 방문하여 모임에 참여하고 사회에 적응하는 기간을 갖는다. 단순한 모임 이외에 직업교육, 교과교육, 가족회복 등의 후속 교육이 이루어질 수 있으며 자기치료와 상호지지 원리는 지속하여 적용된다.

토론 과제

1. 치료공동체의 목표는 무엇인가?

2. 치료공동체의 자기치료와 상호치료의 원리에 대하여 설명하시오.

3. 치료공동체의 16가지 기본 원리에는 어떤 것들이 있는가?

에피소드 1

오늘 개인면담자로 조앤을 소개받았다. 조앤은 캘리포니아 명문대에서 생물학을 전공하는 18세 미국인이다. 치료공동체 모임에서 조앤을 몇 번 본적이 있었는데, 외출이 허락되지 않는 주거 치료시설임에도 언제나 금방이라도 외출할 것처럼 옷차림새를 말끔히 하고 화장도 단정히 하고 있는 것이 인상 깊었다. 치료공동체 모임에 참석할 때마다 나는 자기관리가 철저해 보이는 조앤이 도대체 왜 여기까지 오게 되었는지 궁금했다. 그런데 공교롭게도 두 명의 다른 내담자와 함께 조앤이 내가 돌보아야 할 개인상담의 내담자로 지정되었다. 나는 먼저 조앤에게 내 소개를 하고 그녀의 깔끔함과 정돈된 차림새를 칭찬해 주었다. 그리고 물었다. "조앤은 치료기간 동안 외출이 허락되지 않을 텐데 늘 깔끔한 옷차림에 화장을 하고 있네? 기대하는 게 있니?" 조앤은 이런 나의 질문에 수줍게 웃으며 대답했다. "아니요, 그냥 이렇게 하면 기분이 좋아져요. 화장을 하지 않으면 게을러지고 옷을 말끔하게 입지 않으면 의욕도 사라지곤 해요"

이런 이야기를 듣다보니 그녀의 일탈(중독) 과정이 더욱 궁금해졌다. 내가 상담자라는 것도 잊은 채 호기심에 찬 표정으로 다시 물었다. "여기 치료 센터는 어떻게 오게 되었니? 스스로의 선택이었니? 아니면 누군가에 의해 강요된 거니?" 상담자로서 내가 편안하게 느껴졌는지 조앤은 자신의 이야기를 조금도 머뭇거림 없이 이야기해 나갔다.

“저는 ○○대학에서 생물학을 공부하는 2학년 학생이에요. 의사가 되겠다는 꿈이 있죠. 하지만 학교공부는 쉽지 않았어요. 다른 아이들은 파티에서 즐거움을 위해 마약을 하곤 했지만 제 경우는 좀 달랐어요. 저는 집중해서 또렷한 정신으로 공부하기 위해 마약에 손을 댔죠. 아이스(메스암페타민의 별명)는 처음에 많은 도움이 되었어요. 잠을 자지 않아도 피곤하지 않았고, 정신은 공부하기에 가장 좋은 집중력을 유지해 주었어요. 하지만 문제를 발견하는 데는 오랜 시간이 걸리지 않았어요. 약기운이 떨어지면 온몸은 나른해지고 아무런 의욕도 생기지 않았고, 수업시간은 그저 몽롱할 뿐이었죠. 처음 몇 주는 활력을 위해 아이스를 했지만, 그 다음부터는 살기 위해 했어요. 끊어보려 했지만 지속적인 불면증과 무기력 등 금단증상들은 제 의지로 극복할 수 있는 것들이 아니었어요. 처참하게 무너지는 제 자신을 경험하게 되었죠. 저는 외동딸로 부모님의 절대적인 신뢰와 기대를 받고 자랐어요. 절대 부모님을 실망시키고 싶지는 않았죠. 하지만 더 이상 어쩔 수 없었어요. 저는 도움이 필요했어요. 마약을 시작한 지 겨우 두 달 되었는데, 전 이미 폐인이 되어가고 있었으니까요. 부모님께 솔직히 말씀드리고 도움을 요청했어요. 그리고 부모님이 제게 치료를 권하셨죠. 공부도 중단해야 했고 너무 많은 걸 잃어버렸어요. 하지만 그래도 이제 다시 시작할 수 있어 다행이에요.”

마약의 무서움을 다시 한 번 느끼는 순간이었다. 어떤 상담치료사는 중독을 극복하는 과정을 이렇게 묘사한다. ‘마약에 중독된 사람이 혼자의 의지로만 마약을 이겨보겠다고 하는 건 마치 다리가 부러진 사람이 의지만 가지고 걷겠다고 하는 것과 같은 것'이라고.

조앤은 일찌감치 중독 문제가 스스로의 의지만으로 극복할 수 있는 것이 아니라는 것을 깨달았다. 그리고 부모에게 도움을 요청하고 치료를 선택했다. 그녀는 다른 중독자들과는 다른 점이 있다. 책임감 있고 자기관리를 해나갈 능력이 있다는 점이다. 아마도 치료공동체를 통해 보다 빨리 회복에 도달할 수 있을 것으로 기대한다. 하지만 여전히 그녀는 다른 사람과 진실한 관계를 맺는 것에 대한 두려움이 있고 열등감 때문에 자신을 정직하게 내보일 수도 없다. 그저 시간을 때우며 어울리는 친구들만 있을 뿐, 터놓고 진솔한 자신의 문제를 이야기할 친구도 없으며, 다른 사람을 그만큼 신뢰하지도 않는다. 이제 그녀는 치료공동체를 통해 정직과 신뢰를 배울 것이다. 그리고 그녀가 다시금 약물의 유혹을 느꼈을 때, 그들에게 도움을 요청할 수 있을 것이다.

치료공동체 모임에서 조앤은 말한다. 만일 자신이 보다 정직하게 사람을 대하는 법을 알았더라면 보다 더 일찍 주변에 도움을 구하고 스스로 문제를 극복할 수 있었을 것이라고 말이다.

02

중독치료를 위한 치료공동체 운영 매뉴얼

치료공동체의 역사와 발전

중독치료를 위한 치료공동체는 시나넌이라는 캘리포니아의 작은
소모임에서 출발하여 다양한 이름과 형태로 발전했고
이제는 세계 각국에서 수만 개의 모임이 만들어진
가장 효과적인 중독치료 방법으로 발전하였다.

이번 단원에서는 치료공동체의 정의와 역사, 그리고 발전 과정을 설명한다.
또한, 전통적 치료공동체와 오늘날 치료공동체의 비교를 통해
운영 방법의 차이점과 추구하는 이념적 동일성에 대하여 설명한다.

치료공동체의 정의

치료공동체는 공동체 생활과 책임감을 배울 수 있도록 인간행동의 환경을 제공하는 구조화된 방법이다.[1)]

치료공동체의 역사와 발달 과정

1900년대에 엘튼 메이요Elton Mayo, M.D.와 조 프라트Joe Pratt, M.D.가 결핵환자를 치료했던 병동에서 오늘날의 치료공동체와 유사한 형태의 프로그램을 최초로 진행하였다. 그것이 바로 오늘날 치료공동체에서 강조하는 자기치료와 상호치료의 원리이며 이후 다양한 프로그램들이 치료공동체의 발달에 기여하였다.

1) Richard Hayton (1998). The Therapeutic Community. Kansas.

옥스퍼드 그룹 (Oxford Group)

옥스퍼드 그룹은 1921년 미국 루터파의 목사인 프랭크 부크맨Frank Buchman이 시작한 도덕재무장운동이다. 초기 옥스퍼드 그룹은 정신질환이나 알코올중독 치료와는 무관하였으며 타락으로부터 벗어나 초기 신앙의 순수성으로 돌아가자는 취지로 시작되었다. 이후 정직과 사랑, 박애, 자기극복 등의 정신들이 AA 모임과 결합하게 되면서 오늘날 치료공동체의 정신에 영향을 미치게 되었다.

익명의 알코올중독자 모임 (AA 모임)

AA는 1935년에 두 알코올중독자 빌 윌슨Bill Wilson, 주식중개인과 밥 스미스Bob Smith, 내과의사에 의해서 만들어졌다. 그들은 둘 다 알코올중독 문제를 해결하는 데 있어 약물요법과 정신과, 사회복지 서비스에서 실패를 경험했다. 1935년 미국 오하이오 주 애크런에서 이들은 종교모임을 통해 알코올중독자들이 서로 도울 수 있다는 사실을 발견하게 된다. 이후 AA 모임은 전 세계적으로 확산되었으며 12 step의 기초가 되었다. AA 모임의 핵심은 먼저 회복이 진행 중인 사람이 나중에 모임에 참여한 사람들 돕고 회복의 본보기로 상호작용을 하는 것이다.

결핵병동 모임과 AA 모임, 그리고 오늘날의 치료공동체 모임의 공통점은 자기치료의 원리, 상호 도움의 원리, 좋은 본보기를 활용한다는 것이다.

맥스웰 존의 공동체 모델

1940년대 영국의 정신의학자 맥스웰 존Maxwell Jones은 정신병에 대한 전통적 치료 방법이 실패하는 이유에 대하여 회의를 느끼고 있었다. 그리고 그는 오랜 기간 동안 만성적으로 정신질환을 앓아 온 사람들을 대상으로 공동체 치료를 시작하고 의미 있는 성과를 보게 된다. 그는 건강한 공동체가 건강한 개인을 만들 수 있다는 원리를 발견한다. 더불어 공동체 활동들이 치료에 도움이 될 수 있다는 것을 알게 된다. 맥스웰 존의 공동체 모델이 오늘날 치료공동체의 원형이 되었다. 그리고 치료공동체라는 말은 1946년 토마스 메인Thomas Main이 그의 논문 "The hospital as a therapeutic institution"에서 공동체 프로그램을 묘사하면서 처음으로 사용되었다.

맥스웰 존의 공동체 모델과 오늘날의 치료공동체는 약물이나 전통적 정신치료 방법만이 아닌 통합적 치료 방법을 사용하는 것, 즉 공동체 활동을 통해 대화하는 법, 관계를 맺는 법 등을 배우는 것이 회복에 도움이 된다는 핵심 이념을 가지고 있다는 점에서 동일하다.

중독자 치료를 위한 치료공동체 시나넌 (Synanon)

현대 치료공동체의 모델이 된 시나넌은 1958년 캘리포니아 산타모니카에서 샤를 데더리치Charles Dederich에 의하여 처음 만들어졌다. 알코올중독자이면서 AA 멤버였던 그는 다른 약물중독이 알코올중독과는 다른 특성을 가진다는 것을 알고 AA 모임에서의 경험과 다른 철학적, 심리학적 이론들을 결합하여 소모임을 만든다. 시나넌은 주 1회 모임을 갖는 형태로 시작되었다. 그리고 1년 뒤 거주 프로그램으로 발전하고 중독자를 치료하는 프로그램이 된다. 중독자는 치료될 수 없다는 생각이 널리 퍼져 있었던 당시에 시나넌은 아주 획기적인 치료 프로그램으로 알려졌고 시나넌의 원리들이 오늘날 치료공동체로 이어지게 되었다.

데이탑 빌리지 (Daytop Village)

시나넌으로부터 영향을 받은 데이탑 빌리지는 1963년 윌리엄 오브리언William O'Brien 추기경과 다니엘 캐스리얼Dan Casriel, 그리고 데이비드 데이치David Deitch에 의해서 뉴욕에서 약물 범죄자들을 대상으로 시작되었다. 단계별 승급 시스템을 적용하여 사회복귀를 도왔으며 올바른 행동과 삶을 갖도록 하는 데 목표를 두었다. 치료공동체라는 말을 실제 치료현장에서 처음 사용한 것은 1965년 뉴욕의 데이탑 빌리지에서부터였다.

피닉스 하우스 (Phoenix House)

피닉스 하우스는 시나넌의 영향을 받아 1967년에 설립되었으며 중독치료를 위한 비영리단체로 전통적 치료공동체 원리를 따르며, 조직화된 공동체 안에서 자기치료와 상호작용을 철학을 적용해 치료한다. 공동체 리더를 통해 자신감과 독립심, 바람직한 삶을 만들어가는 과정을 배운다는 점에서 오늘날의 치료공동체와 동일한 방법과 이념을 적용한다.

오늘날의 치료공동체

오늘날의 치료공동체는 다양한 전문가 집단에 의해서 전인적 성장을 추구하며 발전하였다. 치료공동체 직원들은 전통적인 치료전문가

뿐만 아니라 중독에서 회복되어 성공적으로 치료자가 된 사람들을 포함한다. 또한, 오늘날 치료공동체는 전문가 그룹에 의한 표준이 만들어져 직원 교육에 활용하고 있으며 다양한 집단과 요구에 부응하며 보편적으로 적용이 가능하다. 치료공동체의 장점은 적용 대상과 프로그램을 다양화할 수 있다는 데 있다. 거주시설과 내원 방문 모임이 모두 가능하며 교도소, 병원, 단기입원시설, 여성보호시설, 소년보호위탁시설, 노숙자보호센터, 청소년수련원 등 다양한 집단에서 활용이 가능하다.

토론 과제

1. 치료공동체의 정의에 대하여 설명하시오.

2. 전통 치료공동체 모델의 종류를 설명하시오.

3. 전통 치료공동체가 오늘날의 치료공동체에 기여한 바를 설명하시오.

에피소드 2

마이클이 치료공동체 중독 치유센터에 도착했다. 볼펜으로 낙서 같이 알 수 없는 문신을 그려 넣은 양쪽 팔을 자랑이라도 하듯 흔들며 불만스런 표정으로 치유센터의 문을 들어섰다. 치료공동체 치유센터의 입소가 자신의 선택이긴 하지만 교도소에 수용되지 않는 조건으로 판사와 합의된 어쩔 수 없는 선택이었기 때문에 그의 불만스런 태도는 어쩌면 자연스러운 일일 것이다.

그는 들어서자마자 코카인 사용 중단에 따른 두통과 메스꺼움, 구토 등의 금단증상을 호소하며 입소 절차를 간소화해 줄 것을 요구했다. 베테랑 직원은 그를 쳐다보지도 않고 단호한 목소리로 "엄살 같은 거라면 그만 둬"라며 그의 요구를 일축해 버린다. 마이클은 2년 전 아내와 이혼한 이후로 술과 코카인을 사용해왔다. 처음에는 스스로 조절할 수 있다고 믿었지만 더 큰 외로움과 두려움이 그를 엄습했고 그때마다 그의 의지는 처참하게 무력화되었다. 의존성이 높아질수록 더 많은 코카인을 사용했고 그가 경찰에 체포되던 날은 심장발작을 일으켜 병원신세를 진 후였다. 이미 두 차례 약물 사용으로 보호관찰을 받았던 터라 이제는 교도소에 보내져야 할 상황이었지만, 치료 조건부로 판사가 한 번의 기회를 더 허락했다. 그리고 그는 필자가 속한 치료공동체를 선택했다.

입소절차를 마치고 마이클이 치료공동체 모임에 처음으로 참석했다. 치료공동체 모임에는 이미 입소한 12명의 동료들이 원을 그리고 앉아 있다. 5개월 전 먼저 입소한 동료 환자인 타일러가 먼저 인사를 한다. "Good morning family!" 그리고 모든 참여자가 그에게 인사를 한다. "Good Morning 타일러!" 이렇게 인사를 주고받은 후, 그는 신입 입소자 마이클을 소개하였고 모두가 그를 환영했다. 마이클은 이 모임에서 자신의 약물 경험을 자랑 삼아 떠벌릴 수도 없고, 금단증상에 대한 엄살을 부릴 수도 없다. 왜냐하면 동료들 모두 같은 경험을 하고 재활을 위해 노력하고 있기 때문에 어떠한 방해하는 행동도 용인될 수 없다. 치료공동체 안에서는 정직을 최우선 가치로 두며 특별히 거짓말을 할 이유도 없다. 무조건적인 칭찬은 없으며 치료를 방해하는 그릇된 습관이나 언어, 태도는 서로에게 정직하게 지적되고 오직 정직한 격려와 충고가 치료공동체의 행위 규범이 된다. 마이클은 신입 입소자로서 바닥청소를 맡았다. 비교적 연장자이면서 사회에서는 허드렛일까지 해야 할 처지는 아니었지만 치료공동체에서는 철저히 치료 단계별 처우 규칙에 따라 역할이 정해진다. 치료 단계는 1단계에서 3단계의 과정을 거치며 진급하게 되는데, 단계별 역할이 구분된다.

미국에서 마약 문제는 수십 년 동안 다양한 접근방법을 통해 해결책이 모색되어 왔다. 레이건 정부 시절처럼 마약과의 전쟁을 통해 강력한 처벌을 시도했던 적도 있었고, 교육과 홍보를 통해 대중 계몽에 노력했던 시기도 있었다. 하지만 엄청난 예산을 쏟아 붓고도 교도소 과밀화라는 결과만을 초래할 뿐이었다. 이후 수차례의 연구와 증거수집, 통계 확인을 통해 치료공동체의 효과성을 발견하게 되었다. 그리고 교도소, 보호관찰소, 병원 할 것 없이 치료공동체 프로그램을 도입하기에 이른다. 중독치료를 위해 의사나 상담자의 도움보다 치료를 위해 노력하는 동료들의 충고나 조력을 통해 스스로 자신을 변화시키도록 하는 것이 보다 지속적이고 효과적임을 깨달은 것이다. 상담자는 프로그램의 가이드라인을 설정하고 규칙을 정하며 감독하는 역할을 한다.

어느덧 입소 4개월이 지나고 마이클이 치료공동체의 리더가 되었다. 동료들의 찬반 투표로 결정되는 1단계, 2단계, 3단계 진급을 통해 리더의 자리에 오르고 이제 치료공동체에서 동료들이 스스로를 치료해 나갈 수 있도록 돕는 역할을 한다. 언제나 그의 팔에 그려져 있었던 볼펜 문신들은 말끔히 사라졌고 단정하게 정돈된 헤어스타일, 그리고 제법 의젓하게 동료들을 이끌어가는 그의 모습을 보고 있자니 5개월의 변화치고는 기적 같은 일이라고 느껴졌다. 이곳 치료공동체를 퇴소한 후, 마약을 재사용하는 경우는 20% 미만이라고 한다. 약 80%의 환자가 치료 후에도 재발을 경험하게 되는 과거의 다른 치료와 비교하여 매우 성공적이라고 할 수 있다.

얼마 후, 마이클이 퇴소하고 치료공동체의 보호망에서 벗어나 스트레스와 각종 위험이 도사리는 사회 속에서 생활하게 될 경우 그가 재활에 완전히 성공할 수 있을지는 누구도 알 수 없다. 하지만 적어도 지금의 그는 자신의 나약함을 인정하고 언제든 필요할 때 동료들과 치료자의 도움을 요청할 마음의 준비가 되어 있다.

중독을 이겨내는 과정은 자신과의 외로운 투쟁이다. 이 과정에서 처벌이나 비난을 쏟아 붓는 것은 그들에게 독이 될 뿐이며, 그들에게 마약이 이 독으로부터 자신을 구해줄 유일한 해독제라는 믿음을 다시금 줄 뿐이다. 그들을 외로운 투쟁에서 승리하도록 돕는 유일한 방법은 지속적으로 지지해 주고 격려해 주는 치료공동체의 역할과 철학을 실천하는 일이다.

03

중독치료를 위한 치료공동체 운영 매뉴얼

치료와 회복,
성장의 원리

치료공동체는 약물중독이나 행위중독자들의 가치관을 변화시켜
삶의 태도와 행동을 직접적으로 변화시킨다.
치료공동체는 단지 중독행위만을 치료하는 단기적
처방이 아니라 전인적 성장을 목표로 두고 있다.

이번 단원은 치료공동체에서 사용하는 언어적 특성과 공동체 생활방식,
그리고 자기치료와 상호치료의 원리가 어떻게 적용되는지 설명한다.
또한, 중독을 바라보는 관점, 문제를 겪고 있는 사람을 바라보는 시각,
그리고 회복과 올바른 삶에 대한 치료공동체의 철학과 비전에 대해 설명한다.

치료공동체 회복의 원리

치료공동체 회복의 원리는 4가지 관련된 대상에 대한 시각에서 출발한다. 중독, 사람, 회복, 올바른 삶에 대한 치료공동체적 관점이다. 중독에 빠진 사람들은 사회적 관계형성에 어려움을 겪고 있으며 인지문제와 정서문제와 같은 심리발달에 문제를 겪고 있는 경우가 많다. "중독은 문제 그 자체가 아닌 증상에 불과하다."[2)] 사람의 생활양식이 변화하면 그 증상도 사라진다는 것이 치료공동체의 원리를 통한 설명이다. 회복은 정직과 책임을 스스로 배워나가는 과정이며 건강한 사회인으로 돌아가는 과정이다. 그리고 치료공동체의 궁극적 목적이라고 할 수 있는 올바른 삶을 향해 나아가는 과정이다.

---

2) Levy, Faltico & Bratter (1977). Residential Treatment for Children and Youth: The Official Journal of the American Association of Children's Residential Centers, 6: 33-38.

중독과 사람, 회복, 올바른 삶에 대한 치료공동체의 관점

중독에 대한 관점

중독은 단순히 약물이나 중독행위 자체의 문제가 아니므로 약물을 해독하거나 금단증상을 제거하는 치료만으로는 완전한 회복이 불가능하다. 중독은 낮은 자존감, 죄책감, 소외감 등의 내적 심리요인과 스트레스, 실패 경험, 일의 부재 등 외부요인에서 나타나므로 이러한 삶의 문제들이 해결되지 않는다면 중독증상은 치료 후에도 언제든 다시 나타날 수 있다. 중독을 겪는 사람들은 임상적으로 범죄, 자살과 같은 자기 파괴적 삶의 태도, 약물 중단을 관리할 수 있는 능력의 부재, 사회적 관계 형성 능력의 부족, 반사회적 생활양식의 내재화와 같은 네 가지 주요한 부정적 삶의 증상들을 보여주는데 이는 중독 이전에 갖고 있던 생활양식들이다. 중독치료는 중독 자체의 치료와 더불어 이 네 가지 생활양식이 함께 개선되어야 한다. 그래서 치료공동체 치료의 핵심은 바로 중독 자체보다는 올바른 생활양식을 익히는 데 있다.

오늘날 중독에 대한 신경생리학적 이해는 중독의 원인으로 생물학적 요인과 사회적 요인, 심리적 요인을 포괄하는 생물심리사회 모델 biopsychosocial model을 우세하게 취하고 있다. 유전적 요인을 주요한 요소로 평가하면서도 환경과 개인의 발달적 요인들을 함께 고려한 것이다. 그렇기 때문에 회복은 행동, 태도, 정서, 가치관이 변화하는 전인격적 회복이 되어야 한다.

사람에 대한 관점

치료공동체에서 사람은 사회적이면서 심리적 복잡성을 갖는 존재로 보고 있으며 인지와 행동, 정서, 사회적 관계성을 나타내는 중요한 이해의 대상으로 파악한다. 인지와 행동적 특징은 중독 문제가 약물과 중독 행위에 대한 낮은 이해 수준과 결정 능력, 판단력, 문제 해결 능력의 부족에서 비롯된다는 것이다. 더불어 낮은 교육 수준, 사회관계성 기술의 부족 등이 복합적으로 작용하여 나타나는 것으로 이해한다. 중독자는 자기 인식에 있어 공통적으로 낮은 자존감과 부정적 자기인식을 갖는 인지행동적 특성을 보이는데, 이러한 인식은 솔직한 자신의 느낌이나 생각을 스스로도 알지 못하게 할 뿐만 아니라 이를 왜곡시켜 대인관계 문제로 발전하게 된다.

중독을 겪고 있는 사람들의 정서적 특징은 인내심 부족과 죄책감이 그들의 핵심 정서가 되며, 분노가 많아 적대적이고 늘 불쾌감에 시달린다. 그래서 치료공동체의 핵심은 이러한 왜곡된 인지를 수정하여 부정적 정서를 치료할 수 있도록 하고 다른 사람들의 좋은 본보기를 배울 수 있도록 하며, 칭찬을 통해 바람직한 행동을 강화하고 부정적 행동에 피드백을 제공하여 인지행동을 수정해 나가는 전략을 취한다.

마지막으로 사회적 관계성의 문제는 중독을 겪고 있는 사람들은 책임감이나 일관성, 책무성이 낮아 사회적 관계를 맺고 유지하는 데 어려움을 겪는다는 것이다. 이러한 사회적, 심리적 특성은 언제든 변화 가능한 것이며, 스스로의 노력과 주변의 도움이 있다면 중독자는 언제든 건강한 사회 구성원으로 돌아갈 수 있다.

회복에 대한 관점

회복을 이야기할 때 우리는 훈련habilitation과 재활rehabilitation을 구분해야 한다. 대부분의 중독자들은 중독된 삶을 살기 이전에 정상적인 교육과 직장, 가정이라는 공동체 속에서 생활해왔다. 이러한 삶은 물질중독과 행위중독으로 점차 파괴되었다. 회복이란 중독 이전의 친사회적 생활 습관으로 돌아가는 것이다. 하지만 인생에서 한 번도 조화로운 생활양식을 배우거나 실천해 보지 못한 사람들도 있다. 이들은 제도권에서 제대로 된 교육을 받거나 직업을 가져 보지 못하고 사회 하위문화 속에서 반사회적 생활양식을 배우며 살아왔다. 이들은 올바른 삶에 대한 동기와 의지가 부족하다. 이들에게 회복이란 자기 파괴적 생각과 행동을 제거하고 친사회적 생활양식을 형성하는 변화의 과정이다.

- 치료공동체는 회복을 위한 다음의 행동 목표를 두고 있다.
  - 이미 변화 목표를 이룬 사람처럼("Acting as if") 생각하고 행동한다.
  - 정직하게 말하고 행동한다.
  - 감정을 억제하고 충동을 조절하는 방법을 배운다.
  - 다른 사람들에 대한 배려의 필요성과 배려의 태도를 배운다.
  - 동료들에게 좋은 본보기가 되기 위해 노력한다.
  - 책임감 있는 공동체 구성원이 된다.

"Acting as if"에 대한 개념 이해하기

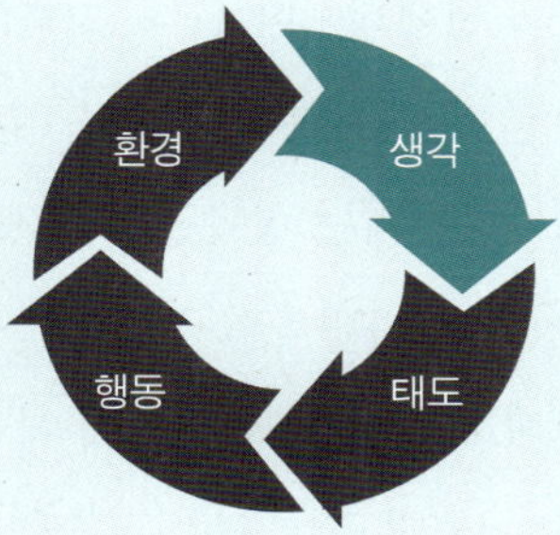

'자신감을 가지려면 지금부터 자신감이 넘치는 것처럼 생각하고 행동하라.' "Acting as if"의 개념을 잘 설명한 말이다. 치료 이전의 사람이 아니라 자기가 목표한 것들을 이미 성취한 사람처럼 생각하고 행동하라는 것이다. "Acting as if"의 심리학적 원리는 우리가 하나의 생각이나 마음가짐을 의도적으로 유지하고 반복하다 보면 그 의도된 생각과 마음가짐이 점차 자연스러운 우리의 현실적 태도와 행동으로 옮겨 간다는 것이다. 우리의 생각은 주변의 상황과 환경, 자극에 반응하면서 지배를 받게 된다. 그리고 그 생각은 다시 우리의 태도를 만들고 행동으로 이어진다. 환경, 생각, 태도, 행동의 순환 사이클이 만들어지는 것이다. 악순환 사이클을 선순환 사이클로 바꾸려면 어떻게 해야 할까? 단순히 어떤 환경에 처한 자신을 생각하는 것으로부터 벗어나 자신이 원하는 모습대로 '마치 ~인 것처럼' 자신을 바꾸어 생각하는 것이다. 그렇게 되면 긍정적 생각 → 확신적 태도 → 바람직한 행동 → 환경 변화의 선순환 사이클이 만들어지고 생각이 현실화되며 환경조차 변화하게 된다. 이것이 "Acting as if"의 원리이다. 치료공동체의 직원과 가족은 모두 "Acting as if"의 원리를 따라 생활하도록 배운다.

> 낙관주의자는 어떤 어려움 속에서도 기회를 보는 사람이고, 비관주의자는 어떤 기회 속에서도 어려움을 보는 사람이다.
>
> – 윈스턴 처칠 –

올바른 삶에 대한 이해

올바른 삶의 태도를 배우기 위해서는 중독 약물과 중독 행위의 중단이 선행되어야 한다. 그리고 올바른 삶은 이러한 중단이 영원히 지속될 수 있도록 도와주는 역할을 한다. 올바른 삶을 가르치기 위하여 치료공동체는 명확한 공동체 윤리기준을 만들고 이를 지킴으로써 올바른 삶을 배우며 성장하도록 한다. 치료공동체에서는 올바른 삶을 위해 자기 자신과 사회에 대한 기본적인 세 가지 인식 속에 정직과 책임, 근로윤리를 실천하고 언제 어디서나 배움을 얻고자 노력할 것을 강조한다.

치료공동체를 통해 배워야 할 가치들

자신과 사회인식이 대한 기본 인식

- 인간의 내면은 근본적으로 선하다

우리는 중독에 빠지거나 부도덕한 행위를 함으로써 우리 스스로 행위의 부도덕함을 본질적, 근본적 부도덕함으로 연결하고 죄책감에 빠져든다. 하지만 우리의 내면은 근본적으로 선하다. 이러한 인식은 행동의 변화를 더 쉽게 이끌어낸다.

● "지금, 여기"가 중요하다

과거의 습관을 현재와 결부시키는 것은 전혀 도움이 되지 않는다. 그러므로 치료공동체 생활은 항상 '지금, 여기'에 초점이 맞추어지고 공동체가족에게 현재의 책임에만 집중하도록 격려한다.

● 우리는 모두 사회의 구성원이다

대부분의 중독자들은 자신들이 사회의 구성원으로서 연결을 잃어버렸다고 생각한다. 하지만 올바른 삶을 위해 노력할 때, 이런 생각은 점차 사라지고 다시금 사회 구성원으로서의 자신을 발견할 수 있게 된다.

올바른 삶을 위한 태도

● 정직한 말과 행동

정직한 말과 행동은 치료공동체에서 회복으로 가는 가장 기본적인 전제이며 시행착오를 줄일 수 있는 가장 좋은 방법이다. 감정을 숨기거나 거짓된 칭찬으로 관계를 유지시키려는 시도는 불신과 경계심만 높일 뿐이다. 치료공동체 안에서는 솔직한 칭찬과 피드백, 그리고 신뢰감으로 서로에게 올바른 교훈과 성장을 준다.

● 다른 사람에 대한 책임

다른 사람에 대해 책임 있는 관심은 동료의 회복이 곧 나의 회복이라는 진심어린 형제애에서 비롯된다. 이러한 책임은 단지 격려와 칭찬뿐만 아니라 잘못에 대하여 대면하고 도전과 충고를 아끼지 않는 것이다. 도전과 충고가 때로는 관계에 위기를 초래할 수도 있다. 하지만 궁극적으로는 건강한 관계로 발전할 수 있도록 돕는 역할을 하게 된다. 그리고 이러한 관계를 통해 '나' 역시 동료들로부터 책임 있는 돌봄을 기대하고 받을 수 있다는 것을 깨닫게 된다.

● 근로 윤리

사회의 생산적인 구성원이 되기 위한 전통적 근로 윤리를 배운다. 치료공동체에서 청소, 정리정돈 같은 생활노동은 치료공동체 안에서 치료와 회복의 핵심 요소이며 이를 통해 근로 의식과 자기 신뢰, 성과에 대한 자긍심, 심리적 보상 등을 경험할 수 있게 된다.

● 배움에 대한 가치

치료공동체에서의 배움은 공식적, 비공식적 형태의 배움이 있다. 상담이나 교육을 통해서 공식적 배움의 기회를 얻을 뿐만 아니라 생활 속에서 비공식적으로 배움을 얻고 지속적인 회복을 유지할 수 있다. 자기치료와 상호치료의 원리가 이러한 생활 속 배움을 통해 실천된다.

치료공동체 회복을 돕는 격언들

회복을 위한 격언들은 매일 아침모임에 "오늘의 실천 주제"로 제시되고, 실천 의지를 다지는 용도로 사용된다. 하나씩 돌아가면서 사용하다보면 공동체가족들의 실천 철학으로 자리 잡게 된다.

- 하루에 하나씩
- 말과 행동에 정직하라.
- 책임감을 갖자.
- "Acting as if"
- 공짜는 없다.
- 죄책감이 우리를 망가뜨린다.
- 그릇된 신념
- 억지로 좋게 보이려고 애쓰면 오히려 좋지 않게 보인다.
- 쉽게 만들어라.
- 고통 없이는 유익도 없다.
- 깨끗한 환경에서 깨끗한 마음에 깃든다.
- 노력에는 반드시 보상이 따른다.
- 스스로 누구인지 기억하라.
- 깨닫는 것이 바로 살아 있다는 것이다.
- 심은 대로 거둔다.
- 변화 없이 계속되는 것은 없다.

- 한쪽 문이 닫히면 다른 문이 열린다.
- 당신은 가족을 돌보는 자이다.
- 회복이란 선물이다. 받은 선물을 나누어 주자.
- 내가 할 일을 해라, 그러면 모든 것은 따라올 것이다.
- 주어진 환경을 신뢰하라.
- 혼자서는 할 수 없다.
- 저절로 이해되기를 바라기보다 이해하려고 노력하라.
- 당신이 어디로 와서 어디로 가는지 기억하라.

상황 실습

올바른 삶

영수는 법원으로부터 보호관찰 처분과 함께 6개월간 치료공동체 위탁치료 명령을 받았다. 그는 징역형을 면하게 된 것을 다행으로 여기며 보호관찰관과 함께 치료공동체에 도착했다. 직원과 함께 입소절차를 마친 영수는 신입 과정을 돕는 공동체가족 민수를 만난다. 민수는 5개월차 치료공동체가족으로 다른 공동체가족들에게 좋은 본보기가 되고 있다.

영수는 자기와 같은 처지의 민수가 자신의 신입 과정을 돕는 것에 대하여 편안함을 느낀다. 그리고 보호관찰 처분으로 직장을 잃은 것과 앞으로 새로운 직장을 구해야 하는 일들에 대하여 푸념을 한다. 민수는 영수의 어려움을 공감하면서 그가 하고 싶은 일이 무엇인지 물어본다. 영수는 직장은 그만두고 이제 자신의 가게를 하고 싶다고 하고, 작은 음식점을 생각하고 있다고 이야기를 한다. 민수는 삶의 태도가 바뀌면 원하는 목표를 이룰 수 있을 것이라고 이야기해 주면서 치료공동체의 기본 철학에 대하여 설명한다. "내일 일을 걱정하지 마라. 우리는 하루에 한 가지씩만 해결해 나갈 것이다. 여기 공동체에서 해야 할 일들을 충실히 행할 것이고, 좋은 습관과 태도가 미래를 책임져 줄 것이다."

● 역할학습

역할학습은 민수가 영수에게 자신을 소개하는 것에서부터 시작한다. 위 상황들에 대한 대사를 나눈 후 치료공동체에서 올바른 삶을 위해 배워야 할 가치들이 무엇인지에 대하여 각각 설명한다.

1. 정직한 말과 행동
2. 다른 사람에 대한 책임
3. 근로 윤리
4. 배움에 대한 가치

사례
토론

사례를 통한 토론과제

치료공동체가 신입 공동체가족인 영수에게 어떤 변화의 동기를 줄 수 있는지에 대하여 토론해 보자.

영수는 32세로 2년 전까지는 IT 부품을 만드는 중소기업 직원이었으나 현재는 별다른 직업 없이 동거녀와 함께 살고 있다. 고등학교 때 처음 담배를 피우기 시작했으며, 대학시절부터 술을 마시기 시작했다. 29세 때 야근이 잦고 업무에 스트레스가 많아 늘 피로감에 힘들어 하던 중 친구로부터 크랙 코카인을 조금 받아 사용한 이후로 마약을 사용하게 되었다. 이후, 마약의 사용 횟수가 늘어남에 따라 회사 결근이 잦아지고 몇 차례 경고 끝에 권고사직을 당하게 되었다. 이후로는 술과 코카인을 사용하며 다른 직장을 알아보고 있지만 뜻대로 되지 않았다.

● 성장 과정

영수는 남동생과 함께 평범한 부모의 보호 아래 어린 시절을 보냈다. 아버지는 평범한 직장인으로 술을 자주 마시기는 했지만 술 때문에 특별히 문제를 일으키는 일은 없었다. 하지만 그가 고등학생이던 시절 아버지의 실직으로 가정의 불화가 심해졌고 아버지가 술을 마시는 일이 더욱 많아졌으며 부모가 싸우는 일이 잦았다. 영수는 대학 시절 아르바이트를 하며 홀로 학비를 벌어 자취 생활을 했고 자연스럽게 독립된 생활이 시작되었다. 이후 가족과의 왕래가 거의 없는 편이었다.

● 직장 생활

26세에 대학 졸업 후, 곧장 중소기업에 취업하여 성실하게 직장 생활을 했다. 하지만 잦은 야근과 낮은 급여에 경제적 어려움이 겹치면서 늘 직장을 그만두고 싶다는 생각을 가지고 있었다. 우연히 고등학교 친구로부터 크랙 코카인을 받아 사용한 후 사용횟수를 늘려갔고, 후유증으로 결근하는 일이 잦아지다가 1년 전 결국 해고당하고 말았다. 그는 마약을 사용하기 이전에도 동료들과 회사생활에 늘 불만을 가지고 있었으며 동료들과도 가깝게 지내지 못했다.

● 이성 관계

영수는 직장을 그만 둔 후, 지금의 동거녀를 만났다. 등산을 갔다가 만난 그녀는 레스토랑 종업원으로 일하고 있었고 영수의 제안으로 동거를 시작했다. 영수도 이후 간혹 아르바이트를 하며 경제적 책임을 다하려고 노력했지만 마약을 끊지 못해 일을 지속하기는 힘들었다. 동거녀는 영수에 대하여 동정심을 가지고 있었지만 억지로 행동을 바꿀 수는 없어 힘들어했다. 영수가 마약 관련 재판을 받는 도중 그녀는 행방을 감추었다.

● 범죄 경력

마약을 시작하기 전에는 아무런 범죄 전과가 없었다. 하지만 마약을 살 돈이 부족하자 아르바이트 하던 곳에서 종종 돈을 훔쳤다. 마지막

절도죄로 체포되고 나서 6회에 걸친 절도 행위가 더 드러났다.

신입 상담을 통해 작성된 분석

● 인지적 오류

영수는 스스로를 사회에 가치 없는 사람으로 여기고 있으며 아무리 노력해도 냉엄한 사회에서 살아갈 수 없을 것이라고 생각한다.

● 정서적 문제

영수는 자신의 감정을 제대로 표현하는 데 어려움을 겪으며 사회에 대한 분노나 슬픔, 적대감을 가지고 있다. 자신이 부모로부터 제대로 보살핌을 받지 못한 데 대한 원망과 회사 생활에서 느낀 소외감으로 실패에 대한 모든 책임을 외부에 귀인시킨다. 그러면서도 지금의 모습에 대한 수치심, 죄책감을 갖고 있다.

● 관계성 문제

영수는 자신감이 없고 늘 거절당할지 모른다는 두려움 때문에 사람들과 가까이 지내지 못했다. 어린 시절 부모로부터도 사랑받지 못했다고 생각하고 있으며, 동거녀가 떠난 것도 당연한 결과라고 자책하고 있다. 친구는 중학교 시절 비행문화에 젖어 있던 당시에 사귀던 친구가 전부이며 그들이 여전히 범죄문화에 속해 있어 만나기를 꺼리고 있다.

토론 과제

1. 중독, 사람, 회복, 올바른 삶에 대한 치료공동체의 관점을 설명하시오.

2. 정직한 말과 행동을 통해 어떠한 변화를 기대할 수 있는지 설명하시오.

3. 타인에 대한 책임을 배움으로써 어떠한 변화를 기대할 수 있는지 설명하시오.

4. 근로윤리를 배워 어떠한 변화를 기대할 수 있는지 설명하시오.

5. 배움에 대한 가치를 터득한 후 어떠한 변화를 기대할 수 있을지 설명하시오.

에피소드 3

스물두 살의 성민이가 며칠 전 보호관찰관의 손에 이끌려 필자가 일하고 있는 치료센터로 왔다. 알코올과 코카인 중독으로 법원의 치료명령을 받았기 때문이다. 치료공동체에서 일을 한 지 1년 만에 한국인 환자를 만난 것은 처음이다. 오늘은 성민이가 입원 3일만에 치료공동체 모임에서 1단계 과제를 수행하는 날이다. 다른 입소자들에게 자신의 살아온 날들에 대하여 솔직하게 이야기해야 한다.

"치료공동체 가족 여러분 안녕하세요! Sungmin Kim이라고 합니다. 저는 중학교 3학년 때 한국에서 미국으로 유학을 왔습니다. 처음 3년간은 어머니와 함께 캘리포니아에서 생활을 하고 대학에 입학하고부터는 혼자서 기숙사 생활을 하며 지냈어요. 원하는 대학에 입학허가를 받고 대학에서의 생활이 시작되었을 때, 저는 많은 기대로 흥분되어 있었어요. 마약을 시작한 건 입학하고 처음 기숙사에 들어갔을 때예요. 기숙사 친구들이 마리화나 잎을 주면서 제 호기심을 자극하더군요. 저는 마리화나에 대한 지식이 없었지만 친구들은 말했어요. "야! 이건 마약도 아니야. 담배 피우고, 술 먹는 거, 이런 거 하고 같아! 겁쟁이처럼 굴지 말고 너도 한 번만 해봐!" 그때 전 마음속으로 생각했죠. 그래! 진짜 딱 한 번만 해보자.

성민이의 말에 치료공동체가족들이 안타까움의 탄성을 질렀다. "Shit!", "Oh my god!" 모두 마약을 시작했을 무렵 같은 경험이 있었기 때문에 뒤의 스토리는 듣지 않아도 안다는 분위기다. 치료공동체 리더인 제임스가 나를 보며 설명하듯 한마디 한다. "마약이요? 하는 사람과 하지 않는 사람, 오직 이 둘 뿐이에요. 한 번만 하는 사람은 없어요! 시작은 누구나 한 번만이라고 다짐하죠. 하지만 시작하지 않는 게 마약중독을 피할 수 있는 유일한 방법이에요."

성민이는 어젯밤 미리 준비한 원고를 계속해서 읽어 내려가며 자신의 이야기를 해나갔다.

"처음에는 두려움 반, 호기심 반으로 마리화나를 했어요. 그런데 약간의 몽롱함을 느낄 뿐, 친구들이 말하는 쾌감이나 환각 같은 것은 없었어요. 이상한 마음에 몇 번을 더 하게 되었고, 마리화나가 내 감정을 좌우하기 시작한 것은 그때부터였어요. 그동안 눌려 있었던 외로움과 가족에 대한 그리움이 가슴속에서부터 터져 나오는 것을 느낄 수 있었어요. 그리고 마리화나는 내게 외로움의 고통과 위안을 함께 주더군요. 기분이 묘했어요. 하지만 곧 약기운이 떨어지면 위안은 사라지고 고통만 남았어요. 그래서 위안이 필요할 때마다 마리화나를 계속 해야 했고, 마리화나[3]를 구할 수 없을 때는 술로 대신 했어요. 그러나 효과는 계속 반감되어 가는 걸 느꼈어요. 내 몸이 더 강한 약물을 요구한다는 걸 알았어요. 그렇게 해서

---

3) 마리화나를 흔히 다른 약물로 이동하는 게이트웨이 약물이라고 한다. 마리화나의 주성분인 THC와 카나비노이드(Canabinoid)가 보다 중독성이 강한 다른 마약을 하도록 강력한 갈증을 유발하기 때문이다.

코카인에까지 빠져 들었죠."

성민이는 계속해서 말을 이어갔다.

"내 삶은 송두리째 망가져 가고 있었고, 학교 상담을 거쳐 두 번이나 치료를 받았지만 소용이 없었어요. 결국은 갑작스런 발작으로 911 응급수송의 도움을 받고 나서 법원의 개입으로 이곳 치료센터까지 오게 된 거예요. 사실 아직도 자신은 없어요. 두 번이나 치료를 실패하고 나서 내 의지가 얼마나 무기력한지 알았거든요. 다만, 처음부터 약물에 대해 잘 알지 못하고 '딱 한 번만'이라고 생각했던 걸 후회해요."

'딱 한 번인데 뭐!' 많은 사람들이 이 한 번의 덫에 빠져든다. 하지만 중독에 있어서 왜 많은 사람들이 자신의 생각처럼 한 번에 끝내지 못하고 중독에 이르기까지 멈출 수 없게 되는 것일까? 중독의 메커니즘을 이해한다면 답은 간단하다. 인간의 뇌에는 정보기억, 감각기억, 작업기억, 보상기억 등 다양한 요소를 기억하는 장치들이 있다. 이 중 보상기억은 가장 강력한 기억력을 발휘한다. 불안, 공포를 기억하는 일은 위험을 피하는 생존의 필수조건이며 포만감, 성적인 만족감 등도 보상기억에 따르는 삶의 필수 요소가 된다. 일단 약물을 사용하면 사용 경험은 보상기억에 저장된다. 하나의 보상reward 사이클이 만들어지는 것이다. '배고픔 → 음식섭취 → 만족감'과 마찬가지로 '(외로움, 따분함) → 약물 사용 → 즐거움'이라는 사이클이 보상기억에 저장된다. 그리고 약물로 인한 보상reward 사이클이 한 번씩 더 돌 때마다 약물에 대한 집착은 강해지고 결국은 빠져나올 수 없게 되는 것이다.

성민이의 경우처럼 대부분의 중독자는 '딱 한 번만'이라는 생각으로 약물을 시작한다. 하지만 일단 한번 약물이 뇌를 자극하고 나면 강력한 보상reward 사이클이 만들어져 끊임없이 약물에 집착하게 되고 심지어는 더 강한 자극을 요구한다. 강한 의지가 있어 정말 한 번만 사용한다 해도 우리의 보상기억은 일이 있을 때마다 우리를 다시 유혹하고 이를 이겨내려는 힘겨운 싸움으로 몰아 부친다. 불안, 초조, 답답함 등을 동반하면서 말이다.

성민이는 결국 이 싸움에서 지고 말았다. 그리고 많은 사람들이 이길 수 없는 싸움이었다고 말한다. 놀랍게도 이 보상reward 사이클은 마약뿐만 아니라 인터넷 게임, 도박, 이상성행위 중독에서도 동일하게 적용되고 우리를 괴롭힌다. 호기심이란 우리를 더 창조적으로 만들고 발전시키는 원동력이 된다. 하지만 중독에 관한 한 호기심은 창조적이지 않다. 오히려 우리의 정신과 신체를 파괴시키는 괴물일 뿐이다. 아무리 뛰어난 수영선수라도 급류가 흐르는 강을 건너려고 호기심을 발동시키지는 않는다. '딱 한 번만!' 그 한 번이 마치 전자발찌처럼 우리 감정의 뇌에 족쇄를 '철컥' 채우고 평생 우리를 따라다니며 괴롭힐지 모른다. 성민이는 이제 치료공동체를 통해 중독의 원리를 배울 것이며 자신의 그릇된 호기심의 결과가 무엇인지 다른 공동체가족들의 경험을 통해 함께 깨우쳐갈 것이다. 또한, 마약이 외로움을 달래주는 친구가 될 수 없다는 사실도 알게 될 것이고 책임감 있고 진실한 삶의 태도를 배워나갈 것이다.

04

중독치료를 위한 치료공동체 운영 매뉴얼

공동체적 접근

방법으로서의 공동체(Community as Method)는 행동변화를
위해 치료공동체에 작용하는 사회적 관계망이다.
치료공동체 속에서 공동체가족들은 자기치료와 상호치료의
원리를 통해 더불어 살아가는 생활양식을 배운다.

이번 단원은 강의를 통해 배우는 것과 사회적
관계망을 통해 직접 배우는 것의 차이점을 설명하고
행동변화를 위한 공동체의 9가지 기본 원리와
자기치료와 상호치료의 원리에 대하여 설명한다.

방법으로서의 공동체

방법으로서의 공동체Community as Method는 한 사람의 변화를 위한 방법이자 도구로서 다음과 같은 다섯 가지 공동체의 기능을 강조한다.

1. 치료공동체의 조직화된 관계구조와 생활요법은 올바른 정체성을 갖추고 사회성을 발달시키며 친사회적 행동을 배울 수 있도록 설계되었다. 전인격적인 변화가 치료공동체가 추구하는 목표이다.
2. 치료공동체에는 모든 공동체가족을 위한 사회성 교육의 장으로써 유·무형의 환경이 마련된다.
3. 치료공동체 거주자들은 상호 지지하고 격려하는 가족으로서의 경험을 갖게 되며 이를 통해 정서적 치료와 생활양식의 변화, 정체성의 변화를 경험하게 된다.
4. 공동체가족들이 공동체의 기대에 부응하려고 노력할 때, 새로운 변화를 경험하게 되고 이러한 노력이 자기치료의 원리로 작용한다.
5. 공동체 관계망 속에서 동료나 직원들과 끊임없는 상호작용이 일어난다. 이 속에서 치료와 회복이 일어나며 상호치료의 원리가 작용한다.

방법으로서의 공동체의 9가지 기본 원리

공동체가족의 역할

공동체가족들은 치료공동체 안에서 각자 주어진 역할이 있으며 그 책임을 다 함으로써 가족 같은 분위기 속에 유기적 연대감을 형성해 간다.

좋은 본보기

공동체가족들은 올바른 삶과 회복을 위해 다른 사람에 대하여 좋은 본보기가 되고자 노력한다. 프로그램을 진행해 가면서 거주자들은 서로에게 변화를 위한 긍정적 피드백과 도전적 피드백을 주면서 좋은 본보기가 되고자 노력한다.

피드백

공동체가족들은 함께 생활하는 가운데 직원과 동료 거주자들로 하여금 계속적인 피드백을 주고받는다. 그리고 정직하고 책임감 있는 피드백은 서로의 성장을 도와주는 진심어린 상호 돌봄의 과정이다.

가족 같은 관계

처음 치료공동체가족이 되면 입소자는 단지 다른 사람들과 어울리기 위해 자신을 포장한다. 하지만 단계별 성장을 거듭하면서 진정한 우정이란 변화를 위해 서로의 생각과 느낌을 솔직하게 나누는 것이라는 사실을 깨닫게 된다. 그렇게 시작된 우정은 평생 친구로 지낼 수 있도록 해주고 새로운 사회관계망 형성에도 도움이 된다.

정직한 자기표현과 대화

공동체가족들은 치료공동체가 심리적 공격으로부터 안전한 환경이라는 확신이 생기면 점차 솔직한 자기표현과 대화를 할 수 있게 된다. 그리고 그들 내면에 서로에 대한 신뢰감을 쌓고 자신감과 성장을 이끌어낼 수 있다는 것을 배우게 된다. 솔직함을 통해 서로의 감정을 이해하게 된다. 치료공동체에서 비밀은 없다. 누군가 규칙을 어기면 그 사실은 모두에게 공개되며 안전하고 신뢰할 수 있는 환경을 만들기 위해 공동체가 함께 노력한다.

통합적 배움

공동체가족들은 소모임, 세미나, 근로, 여가활동, 운동 등을 통해서 치유와 배움을 얻는다. 치료공동체 내에서 동료들과 함께하는 모든 활동은 개인의 성장과 회복을 돕는 통합된 과정이다.

치료공동체 문화와 언어에 대한 진지한 내면화

공동체가족들은 점차적으로 치료공동체에서 배운 언어습관과 생활양식을 내면화하게 된다. 이러한 내면화는 그들이 변화를 추구하는 치료공동체에 동화되면서 자연스럽게 나타나는 현상이다.

조직화된 구조와 커뮤니케이션 방식

조직화된 구조와 커뮤니케이션 방식은 조직의 규칙과 절차를 따르면서 책임을 갖고 일하는 방식을 배울 수 있도록 한다. 공동체가족들은 책임감 있는 구성원으로서 규정과 절차를 따르고 서로에게 신뢰와 본보기를 보여준다. 상벌시스템은 행위에 대한 긍정적 혹은 부정적 결과를 배울 수 있도록 한다.

상하구조 시스템

치료공동체에서 지시를 주고받는 조직화된 상하구조는 직장의 상하구조와 유사하게 만들어졌다. 이러한 구조는 공동체가족들로 하여금 명백한 사회문화를 경험하고 배우도록 하기 위함이다. 상하구조 속에서 피드백을 주고받는 커뮤니케이션 시스템은 자기 파괴적 습관을 수정하는 것은 물론, 친사회적 생활양식에 익숙해지도록 도와주는 역할을 한다.

커뮤니케이션의 방법 (도전 방법 vs. 환기 방법)

치료공동체는 다양한 모임을 통해 서로의 태도와 행동에 피드백을 주게 된다. 이때 사용하는 방법에는 크게 도전 방법Provocative tool과 환기 방법Evocative tool이 있다. 도전 방법은 보다 직접적으로 문제에 대면하도록 하는 방법이며, 환기 방법은 공감, 이해를 동반한 간접적인 표현 방법이다. 두 가지 방법 모두 치료공동체에서 주요하게 사용되지만 모임의 성격에 따라 주로 사용하는 방법에 차이가 있다. 도전 방법은 듣는 상대방에게 상처를 주거나 방어적 태도를 불러올 수 있으므로 보다 신중하게 사용해야 하며 문제가 된 행위에만 집중하고 사람의 인격을 판단하여 말하지 않도록 주의한다.

도전 방법 (Provocative tool)

도전 방법은 그릇된 행위에 대해 직접적이고 다소 공격적인 방법으로 묘사하며 적대감을 표현할 수도 있다. 다만, 앞서 언급한 바와 같이 문제가 된 행위만을 대상으로 하며 행위 당사자의 성격이나 됨됨이를 언급하지 않도록 주의한다.

예) 영수 씨, 요즘 아침모임에 자주 늦는데 서로에게 도움이 되지 않습니다. 늦지 않도록 해주세요.

환기 방법 (Evocative tool)

환기 방법에는 이해, 공감, 동정 등의 방법이 사용되며 방법을 달리 할 뿐 여전히 변화를 요구한다는 목적에서는 도전 방법과 동일하다.

예) 영수 씨, 요즘 많이 피곤한가 보네요. 아침에 일어나기가 힘들죠? 저도 왜 그런지 요즘에는 제시간에 참석하는 것이 쉽지는 않네요. 같이 노력해 봅시다.

혼합 방법

혼합 방법은 도전 방법과 환기 방법을 혼합하여 사용하는 방법으로 도발적이긴 하지만 간접적으로 행위에 접근하는 방법이다.

예) 요즘 들어 아침모임에 자주 늦는 걸 보니 평소 부지런했던 영수 씨답지 않네요.

상황 실습

방법으로서의 공동체 (Community as Method)

철수는 4년 경력의 치료공동체 직원이다. 그는 치료공동체 리더인 상민과 함께 신입 공동체가족을 면담한다. 상민은 8개월째 치료공동체 생활을 하며 지난달 리더가 되어 치료공동체 신입 과정을 돕고 있다.

진영은 신입 공동체가족이다. 신입 과정에서 진영은 자신이 대인관계에 어려움이 많고 새로운 환경에 잘 적응하지 못한다는 고백을 했다. 그리고 그가 치료공동체에서 다른 사람들로부터 따돌림을 당하지 않을까 걱정한다. 더욱이 오랫동안 혼자 지내는 시간에 익숙한 그가 공동체 생활에 잘 적응할 수 있을지 두려워했다.

철수와 상민은 진영이의 신입절차를 함께 진행하고 있다. 철수는 '방법으로서의 공동체'의 의미에 대하여 진영에게 설명하고 상민은 자신이 공동체 생활에서 느낀 점에 대하여 공유함으로써 진영이가 두려움 없이 공동체 생활에 참여할 수 있도록 격려한다.

철수: '방법으로서의 공동체'가 어떻게 역할을 하는지 설명한다.

상민: '방법으로서의 공동체'를 통해 실제적으로 어떤 변화를 기대할 수 있는지 설명한다.

토론 과제

1. 방법으로서의 공동체(Community as Method)의 개념을 설명하시오.

2. 방법으로서의 공동체의 9가지 기본 원리란 무엇인가?

3. 자기치료와 상호치료의 개념을 설명하시오.

에피소드 4

해리슨은 말이 없다. 특별히 다른 사람들에게 불만이 있는 것은 아니지만 다른 사람이 이야기할 때에도 다른 생각을 하는 것 같은 표정을 하고 있을 때가 많으며, 자신의 이야기도 좀처럼 꺼내지 않는다. 상담자가 다가가서 말을 걸어도 겉도는 이야기만 한다. 그는 몇 년 전 이혼했으며, 그 후로 샌프란시스코에서 노숙생활을 했다. 부모와 형제가 있긴 하지만 피해를 주고 싶지 않아 노숙을 시작했다고 한다. 그리고 1년 전부터 노숙을 하면서 처음 헤로인을 시작했다. 그렇게 생활하던 중, 마약 사용혐의로 체포되어 가족에게 통보되었고 지금은 가족의 도움으로 치료를 받으며 보호관찰 중에 있다. 헤로인은 마약 중에서도 가장 해롭고 질긴 놈이다. 신체를 완전히 망가뜨릴 뿐만 아니라 삶의 의지를 철저하게 꺾어 놓는다. 치료 의지가 전혀 없는 해리슨은 그냥 교도소에 들어가 아무 일도 하지 않고 시간만 보내고 싶어 했지만 가족의 설득으로 2주 전 치료공동체에 오게 된 것이다. 치료공동체에 오긴 했지만 그는 여전히 의욕이 없다. 오랜 기간 동안 헤로인을 사용해 왔기 때문에 아직은 처방에 의한 대체약물 투여로 그의 금단증상을 조금씩 완화시키고 있다. 아마 약물 진정 효과로 더 의욕이 없을 수도 있다.

상담자인 내게 그의 행동은 걱정스럽고 별나 보이지만 이미 헤로인을 경험하고 치료 중인 다른 환자들에게 그의 행동은 전혀 특이하지 않은 것

같다. 외톨이인 해리슨에게는 친한 동료가 한 사람 있다. 그 역시도 헤로인 중독으로 고생하다가 지금은 많이 회복된 밴이다. 늘 관심을 보이며 다가가는 나보다 무관심해 보이기까지 하는 밴이 해리슨은 더 편안한 듯하다.

오늘 아침, 드디어 걱정하던 일이 터졌다. 아침에 출근해 보니 해리슨이 짐을 챙겨 라운지에 앉아 있는 것이 아닌가? 그의 상담자인 내가 물었다. "해리슨, 무슨 일 있어요?" 그는 대답하지 않았다. 그를 대신해 안내데스크 직원이 대답을 했다. "곧 보호관찰관이 올 거예요. 그는 더 이상 치료를 받고 싶지 않은가 봐요?" 해리슨이 치료를 포기하고 교도소로 가서 형기만 채우겠다고 했다는 것이다. 나는 잠시 해리슨과 이야기를 청했다. 해리슨이 순순히 상담실로 들어오긴 했지만 난 어디서부터 무슨 이야기를 해야 할지 몰랐다. 다만, 그가 이대로 떠나는 것은 막고 싶었다. 무슨 이야기를 해야 할지 혼란스러워 하고 있을 때, 노크소리가 들렸다. 그리고 그의 유일한 친구 밴이 들어왔다. 그는 조용히 해리슨의 손에 한 장의 메모를 전해주고 말없이 나가버렸다. 나는 저 메모가 해리슨의 마음을 움직일지도 모른다는 느낌을 받았고, 그래서 조용히 방을 나왔다. 내가 방을 나오고 20분 정도의 시간이 흐르도록 해리슨은 방에서 나오지 않았다. 그리고 보호관찰관이 도착했다. 시간이 흐르고 내가 방문을 열었을 때, 그는 붉어진 눈시울을 손으로 가리며 일어났다. 수갑이 채워지고 보호관찰관의 손에 이끌려 치료공동체 문을 나서면서 그는 뒤돌아보지 않았다. 내심 그가 마음을 바꾸어 주길 기다렸지만 그는 그렇게 떠나버렸다. 그가 떠나고 상담실을 정리하던 중 바닥에 떨어진 메모를 발견했다. "You are not alone. (자넨 혼자가 아니네)" 밴의 메모였다. 그리고 상담실 휴

지통에는 해리슨이 눈물을 닦아 낸 휴지들이 수북이 쌓여 있었다. 아마 이 메모가 그를 울게 했을 것이다. 피를 나눈 가족까지 떠나 노숙생활을 했던 그가 처음으로 진정 자신을 이해해주는 가족 같은 사람을 만났다고 느꼈을 것이다.

해리슨이 떠나고 10분 정도 흘렀을까! 치료공동체에 전화벨이 울렸다. 보호관찰관이었다. 해리슨이 다시 한 번 기회를 갖고 싶다는데 돌아갈 수 있는지를 묻는 것이었다. 물론, 그것이 단순한 변덕이었다면 허락되지 않았을 것이다. 하지만 보호관찰관도, 치료공동체도 알고 있었다. 해리슨이 드디어 공동체 속의 가족이 되었다는 것을 말이다. 그는 이제 혼자가 아니다. 공동체가족과 더불어 천천히 새로운 삶을 찾아 나아갈 것이다.

05

치료공동체 모임

치료공동체에는 전체가 참여하는 아침모임, 세미나, 저녁모임,
일반모임과 다양한 소모임이 있다.
이러한 모임을 통해 회복과 성장에 필요한
다양한 가치관과 생활양식을 배우게 되고 피드백을 주고받는다.

이번 단원은 아침모임, 세미나, 저녁모임, 일반모임의
기능과 절차 및 진행 방법에 대하여 알아보고 이러한 모임들이
치료와 회복, 성장에 어떻게 기여하는지를 설명한다.

치료공동체 모임

치료공동체에는 하루의 일과 중 아침모임, 세미나, 저녁모임, 일반모임 등 다양한 모임이 있다. 모임에 참가하는 공동체가족들은 모임을 통해 치료와 회복에 필요한 이야기들을 서로 나누면서 회복에 필요한 요소들을 배운다. 일상적으로 이루어지는 모임을 통해서 직원들은 공동체가족들의 정서와 상태를 파악하고 폭력적이 되거나 자살할 우려가 있는 상황을 미리 파악할 수도 있으며 포기하려고 하는 공동체가족을 미리 알아차리고 격려해 줄 수도 있다.

치료공동체 모임은 목적과 열리는 시간에 따라 다음과 같이 구분된다.

	아침모임	세미나	저녁모임	일반모임
목적	• 긍정마인드 • 동기부여	치료와 회복	치료와 회복	• 전체 문제해결 • 사회적응능력
시기	매일 아침 (식사 전)	매일 오후	매일 저녁 (식사 후)	필요시
시간	30~45분	60~90분	45~60분	상황에 따라
직원의 역할	관찰	관찰 또는 진행	관찰 또는 진행	관찰 또는 진행

아침모임

아침모임은 매일 아침 식사 전에 열린다. 침구 정리와 세면을 마치고 단정한 복장을 하고 모이도록 한다. 아침모임은 긍정적 자세로 하루를 출발하고 서로에게 동기를 부여하며 공동체 의식을 강화하는 데 목적이 있다.

아침모임은 두 명의 리더가 진행을 담당한다. 주 리더가 "가족 여러분, 안녕하세요!"라는 구호를 외치며 아침모임을 시작하고 치료공동체 신조를 낭독하도록 요청한다.

아침모임의 진행순서

① 아침구호와 치료공동체 신조 낭독

아침모임의 리더가 "가족 여러분, 안녕하세요!"라고 구호하면 모두 "가족 여러분, 안녕하세요!"라고 구호를 외친 후 공동체 신조를 다 함께 낭독한다.

치료공동체 신조

더 이상 어디에도 피할 곳은 없다.
마침내 여기서,
내가 내 눈을 똑바로 쳐다보고

사람들 앞에 똑바로 설 수 있을 때까지 달려야 한다.
나의 비밀스러운 고통을 나눌 수 있을 때까지
나는 그 고통으로부터 피할 수 없다.
비밀을 그대로 묻어둔 채로
나 자신과도, 어느 누구와도 함께할 수 없다.
다시 혼자로 남게 될 뿐이다.
지금, 모두가 함께하는 바로 이 공간이 아니라면
또 어디에서 나를 비추는 거울을 찾을 수 있을까!
모두가 함께한 이곳에서 나를 찾아야 한다.
허황된 꿈을 떠벌리는 못난 거인이 아니라,
두려움에 사로잡힌 난쟁이가 아니라,
각자 삶의 목적을 나누는 평범한 인간으로서
나는 지금 여기에서 작은 뿌리를 내리고 성장하고자 한다.
나는 더 이상 혼자가 아니다.
절망 가운데 있었다 할지라도 이제 다른 이들과 함께 희망을 찾는다.

– Richard Beauvais –
번역: 이재호

② 공지사항 안내

진행자 중 한 명이 오늘 하루 일과와 특별한 행사들에 대하여 공지한다.

③ 공동체 다짐 (Pull–up)

어제의 활동 중 반성할 사항과 개선할 사항, 오늘 하루 노력해야 할 사항에 대하여 서로 짧은 의견을 나눈다.

※ 진행 도우미: 두 명의 리더 이외에 한 명의 보조진행자가 리더를 돕는다. 의제나 오늘의 유머 등 필요한 유인물을 나누어 주고 참여자가 집중하지 않거나 방해되는 행동을 하면 가볍게 주의를 주는 임무를 맡는다.

④ 공동체 칭찬

공동체나 개인에 대하여 짧은 칭찬 의견을 나눈다.

⑤ 오늘의 격언

공동체가족 중 매일 돌아가면서 하나씩 오늘의 격언을 준비하고 자신의 의견을 짧게 이야기한다. 구성원들은 오늘 하루 동안 이 주제를 어떻게 반영할 것인지에 대하여 의견을 나눈다.

오늘의 격언

- 하루에 하나씩
- 말과 행동에 정직하라.
- 책임감을 갖자.
- "Acting as if"
- 공짜는 없다.
- 죄책감이 우리를 망가뜨린다.
- 그릇된 신념

- 억지로 좋게 보이려고 애쓰면 오히려 좋지 않게 보인다.
- 쉽게 만들어라.
- 고통 없이는 유익도 없다.
- 깨끗한 환경에서 깨끗한 마음에 깃든다.
- 노력에는 반드시 보상이 따른다.
- 스스로 누구인지 기억하라.
- 깨닫는 것이 바로 살아 있다는 것이다.
- 심은 대로 거둔다.
- 변화 없이 계속되는 것은 없다.
- 한쪽 문이 닫히면 다른 문이 열린다.
- 당신은 가족을 돌보는 자이다.
- 회복이란 선물이다. 받은 선물을 나누어 주자.
- 내가 할 일을 해라, 그러면 모든 것은 따라 올 것이다.
- 주어진 환경을 신뢰하라.
- 혼자서는 할 수 없다.
- 저절로 이해되기를 바라기보다 이해하려고 노력하라.
- 당신이 어디로 와서 어디로 가는지 기억하라.

⑥ 공동체 정보 공유

역할을 맡은 사람이 오늘의 뉴스와 날씨, 스포츠 등을 공지한다. (신문을 미리 준비하여 활용할 수 있다.)

⑦ 마무리

아침모임의 마무리 의식을 한다.

※ 마무리 의식(Closing ritual): 모임을 끝내기 위한 간단한 신호나 의식이다. 음악이나 종소리를 들려주거나 옆 사람과 인사를 주고받는 방식으로 진행할 수 있다.

아침모임에서 지켜야 할 규칙들

- 하루의 시작이니만큼 시간을 엄수한다.
- '지금, 여기'의 문제에만 집중한다.
- 다른 사람의 순서에 갑자기 끼어들지 않는다.
- 경청의 태도를 유지하고 비판하지 않는다.

아침모임에서 참여자들의 역할

- 직원: 반드시 참여해야 하는 것은 아니다. 참여한 경우 관찰자의 위치에서 진행을 돕는다.
- 리더 1: (아침구호와 치료공동체 신조를 낭독) 리더가 "가족 여러분, 안녕하세요!"라는 구호를 외치면 모두 "가족 여러분, 안녕하세요!"라고 구호를 외친 후, 공동체 신조를 다 함께 낭독한다.
- 리더 2: (공지사항 안내) 오늘 하루 일과와 특별한 행사들에 대하여 공지한다.
- 진행 도우미: 한 명의 참여자는 아침모임에서 진행을 돕고 감독하는 역할을 수행한다. 의제나 오늘의 유머 등 필요한 유인물을

나누어 주고 참여자가 비판적이 되거나 과잉행동을 하게 되면 개입하는 역할을 한다.

- 참여자 1: 오늘의 날씨와 뉴스에 나온 주요한 사건, 사고에 대하여 참여자들에게 이야기해 준다.
- 참여자 2: '오늘의 생각'에 대해 미리 준비하고 짧은 문장으로 이야기한다.
- 참여자 3: 지루해 하거나 참여자의 관심이 떨어질 때 다른 참여자에게 짧은 노래를 시키는 등 분위기를 띄우는 역할을 한다.

저녁모임

저녁모임은 하루의 일과를 마치고 하루를 정리하며 칭찬과 도전으로 서로에게 피드백을 주는 시간이다. 또한, 신입가족 소개와 새로운 역할 공지, 일반적인 공동체 운영에 관한 사항들을 토론한다.

저녁모임의 진행순서

① 인사

모두가 둘러앉은 후, 저녁모임의 리더가 "가족 여러분, 안녕하세요!"라는 구호를 외치면 모두 "가족 여러분, 안녕하세요!"라고 구호를 외친다.

② 공지사항 안내

진행자 중 한 명이 오늘 하루에 있었던 일들을 공지하거나 공동체 가족 중 특별히 토론할 이야기들이 있는지 묻는다.

③ 공동체 작업/역할 공지

공동체 작업이나 모임에서의 역할에 대한 변화와 업무 분담에 대하여 공지한다.

④ 신입가족 소개

구성원이 한 명씩 돌아가면서 자기소개를 한 후, 신입가족이 자신을 소개한다. (자기소개는 이름과 나이, 사용 약물, 중독 행위, 좋아하는 활동 및 그밖에 소개하고자 하는 사항을 정직하게 이야기하고 신입가족 역시 자신을 정직하게 보여줄 수 있도록 동기를 부여한다.)

⑤ 특별활동 공지

주중에 있을 특별활동, 세미나, 공동체 모임 등에 대하여 공지하고 준비사항, 각자의 역할에 대하여 공지한다.

⑥ 참만남모임 및 기타 활동

참만남모임은 주 3회 저녁모임이 끝난 직후에 진행한다. (참만남모임에 대하여는 다음 장에 설명) 참만남모임이 없는 날은 여가활동이나 다른 그룹 활동을 할 수 있다.

세미나

세미나는 다양한 주제를 가지고 직원이나 공동체가족이 자신의 전문지식을 나누거나 경험 등을 이야기하여 지적 호기심을 자극하는 시간이다. 외부강사가 초빙될 수도 있다. 세미나의 역할은 치료공동체의 내용과 철학을 이해하도록 돕고 회복의 중요성을 상기시키면서 동시에 발표하는 공동체가족이 자신감과 자기표현력을 높일 수 있도록 도와주는 활동이다.

세미나의 종류

① 강의

건강, 약물남용, 스트레스 관리, 자녀 교육, 부부관계, 금전관리 등 인간관계와 생활에 밀접한 관련이 있는 주제를 가지고 정보를 전달하는 역할을 한다.

② 찬반토론

하나의 주제를 놓고 찬성과 반대로 나누어 토론하는 방식으로 주제에 대한 지식을 넓혀주고 공동체가족의 의사전달력, 표현력, 자신감을 높일 수 있도록 도와주는 역할을 한다.

③ 치료 성공사례 발표

치료와 회복에 성공한 치료공동체 선배를 초청하여 자신의 삶에 대한 이야기를 듣거나 직원이 사례를 발표하고 서로의 의견을 나누는 방식으로 진행된다.

④ 이야기 나눔

치료공동체 가족 중 한 명이 자신의 살아온 이야기를 발표하고 관련된 다른 사람들의 이야기도 들으면서 서로의 치료 의지를 고양시킨다.

⑤ 게임, 그룹 활동

스펙트럼 게임, 단결력 게임, 스무고개 등 그룹상담에 이용되는 게임이나 마음 챙김 같은 활동을 말하며 서로의 친화력을 높일 수 있다.

마음 챙김 (Mindfulness)

불교의 명상에서 비롯되었으며 오늘날 스트레스 관리, 학습 향상, 건강 증진, 중독치료, 습관 교정, 영성 개발, 자기 수양과 같은 다양한 심리치료 및 자기 개발 분야에서 활용되고 있다. 개인의 지식, 경험, 가치 등과 같은 주관적 편견과 선입관에서 벗어나 자유롭게 초월적 사고를 하도록 하며 명상, 이완 훈련, 호흡법 훈련, 집중력 게임 등을 통해 개발된다.

⑥ 정보 나눔

주로 신입가족을 위해 치료공동체의 철학과 규정, 책임, 조직 구성, 치료와 회복의 원리 등을 교육하는 것을 말한다.

⑦ 혼합 과정

하나의 주제로 강의, 토론, 게임, 그룹 활동 등의 과정을 여러 회에 걸쳐 진행하는 것을 말한다.

⑧ 시설 견학

박물관, 공연장, 외부세미나, 영화관, 전시장 등을 방문하여 생활정보를 얻고 사회적 연대감을 강화한다.

일반모임

치료공동체 일반모임은 공동체 리더나 상급직원이 공동체 운영에 대한 중요한 변화나 전체 운영에 영향을 줄 만한 문제가 발생했을 때 소집하는 부정기적인 모임이다. 일반모임은 직원과 공동체가족 전원이 참석하며 유머나 농담이 허용되지 않는 심각한 분위기 속에서 진행된다. 가령, 공동체에 알코올이나 약물이 반입되어 사용한 흔적이 발견되었다든지, 성추행 등에 대한 신고가 있어 이를 방치하면 더 큰 문제로 발전할 가능성이 있을 때, 일반모임이 소집되어 엄중한 경고와 처벌, 재발 방지 대책이 논의된다. 공동체 리더가 소집하는 일반모임의 이유로는 갑작스럽게 동료가 치료를 포기하려고 하거나 사소한 규정 위반들이 자주 일어나고 있어 이를 방치할 경우 심각한 위험으로 발전할 가능성이 있을 때를 예로 들 수 있다. 일반모임의 핵심은 공동체 전체에 영향을 미칠 수 있는 중대한 문제라는 점이다. 모임의 시간과 방법은 상황에 따라 정해진다.

토론 과제

1. 치료공동체 신조를 암기하시오.
2. 아침모임의 목적과 순서에 대하여 설명하시오.
3. 세미나, 저녁모임의 목적과 진행 방법을 설명하시오.
4. 일반모임의 목적에 대하여 한 가지 예를 들어 설명하시오.

에피소드 5

아침 8시 모두 기상하여 세면과 침구를 정리한 후, 아침모임을 위해 모였다. 오늘은 처음으로 티나가 아침모임의 리더 역할을 하는 날이다. 티나는 여성 치료공동체 모임에서 비교적 연장자이기는 하지만 내성적인 성격으로 다른 사람 앞에 나서는 일에 많은 두려움을 가지고 있다. 그녀는 8개월째 치료공동체 생활을 하고 있다. 알코올과 마리화나 중독을 앓고 있었으며 심각한 자살 시도로 가족에 의해 치료공동체에 보내졌다. 치료공동체에서 2단계 치료가 진행 중이던 3개월 차에 다시 한 번 날카로운 물건으로 손목을 긋는 행동을 하여 치료 단계가 강등되었고, 이후 치료에 성실하게 임하며 지난달 드디어 리더 그룹인 3단계로 승급이 이루어졌다. 리더의 역할은 아침모임 등의 모임을 진행하고 신입자들에게 좋은 본보기가 되어 주는 것이다. 내성적인 그녀는 리더십이 부족하다. 하지만 치료공동체 리더는 리더십만으로 선발되지는 않는다. 누구에게나 책임과 역할을 배울 수 있도록 일정 치료 단계가 되면 리더의 역할이 부여된다. 아침모임을 진행하는 일은 비교적 간단한 일이었지만, 티나는 모든 대사를 노트에 적어서 준비해왔다. 긴장한 탓인지 떨리는 목소리로 그녀가 인사를 한다. "가족 여러분, 안녕하세요!" 그리고 모두들 함께 인사를 한다. 티나는 계속해서 공동체 신조 낭독을 시작했다. 그리고 공동체가족 모두가 따라한다.

"더 이상 어디에도 피할 곳은 없다. 마침내 여기서, 내가 내 눈을 똑바로 쳐다보고 사람들 앞에 똑바로 설 수 있을 때까지 달려야 한다. 나의 비밀스러운 고통을 나눌 수 있을 때까지 나는 그 고통으로부터 피할 수 없다. 비밀을 그대로 묻어둔 채로 나 자신과도, 어느 누구와도 함께 할 수 없다. 다시 혼자로 남게 될 뿐이다. 지금, 모두가 함께하는 바로 이 공간이 아니라면 또 어디에서 나를 비추는 거울을 찾을 수 있을까! 모두가 함께한 이곳에서 나를 찾아야 한다. 허황된 꿈을 떠벌리는 못난 거인이 아니라, 두려움에 사로잡힌 난쟁이가 아니라, 각자 삶의 목적을 나누는 평범한 인간으로서 나는 지금 여기에서 작은 뿌리를 내리고 성장하고자 한다. 나는 더 이상 혼자가 아니다. 절망 가운데 있었다 할지라도 이제 다른 이들과 함께 희망을 찾는다."

매일 아침마다 낭독하는 일상이지만 낭독할 때마다 모두의 마음은 숙연해진다. 치료공동체 신조 낭독을 마치고 옆에 앉아 있던 수잔이 티나의 어깨를 한 차례 다독인다. 그녀의 긴장을 알아차린 탓에 격려해 주고 싶었던 것이다. 치료공동체는 프로그램 운영자와 상담자가 있지만 대부분의 모임이 자치적으로 운영된다. 각자의 책임과 역할에 따라 서로의 회복을 지지하고 도와주는 것이다. 비록 티나는 아침모임, 세미나, 저녁모임을 전문가처럼 매끄럽게 운영하지는 못한다. 하지만 그녀가 리더의 역할을 하는 동안 공동체가족은 '누군가가 할 수 있다면 나도 할 수 있을 것'이라는 자신감을 얻을 수 있었을 것이다. 그리고 티나 자신도 늘 수동적이었던 삶에서 보다 적극적이고 주도적인 삶으로 자신을 바꾸어 갈 수 있을 것이다. 특별한 문제가 없다면 티나는 2~3개월 후에 다시 사회로 복귀한다. 그녀는 사회 속에서 역경을 피하기보다 직면하는 쪽을 선택할 것이다. 알코올이나 약물로 도망치려 하지 않을 것이고, 자살이라는 극단적 도피를 선택하지도 않을 것이다. 떨리는 목소리로 동료들 앞에 섰던 것처럼 어떤 문제 앞에서도 버텨낼 용기를 갖게 될 것이다.

06

중독치료를 위한 치료공동체 운영 매뉴얼

치료공동체 임상분석모임

치료공동체의 주요 임상분석 및 치료모임에는 참만남(Encounter) 모임, 심층분석(Probes)모임, 마라톤(Marathons)모임이 있다. 각 모임은 목적에 따라 대상, 시기, 진행시간, 방법을 달리한다.

이번 단원은 세 가지 임상분석모임의 목적과 기능, 진행 방법에 대하여 설명한다.

치료공동체 임상분석모임 (Therapeutic Community Clinical Groups)

공동체가족의 행동을 수정하고 가치관을 변화시키는 데 필수적인 임상분석 및 치료모임에는 참만남Encounter 모임, 심층분석Probes 모임, 마라톤Marathons 모임이 있다. 각 모임은 목적에 따라 참여 대상과 시작 시기 그리고 진행 방법, 기간 등을 달리한다. 개인의 잘못된 행동을 직접 다루기도 하며 삶 속에서 부딪히는 전반적인 문제들을 다루기도 한다.

	참만남모임 (Encounter)	심층분석모임 (Probes)	마라톤모임 (Marathons)
참석 횟수	주 3회	퇴소 전까지 3~4회	퇴소 전까지 2회
시작 시기	입소 1개월 후부터	입소 2개월 후부터	입소 6개월 후부터
기간(시간) / 회	2.5시간	4시간	24~72시간
최대 참석인원	20명	20명	대상자 전원
주제	특별한 행동 수정	삶의 문제와 올바른 삶의 태도	심각한 정서적 문제를 다루는 방법
진행 방법	대면/토론	강의/토론/특별활동	강의/토론/영상교육/역할극/특별활동

참만남모임 (Encounter Group)

참만남모임은 공동체가족들의 행동과 태도에 대하여 바람직한 행동은 강화하고 바람직하지 않거나 관계를 망가뜨리는 행동은 수정할 수 있도록 도와주기 위한 공동체모임이다. 참만남모임을 통해 자신의 그릇된 행동 습관을 올바로 인식하고 바꾸어야 할 태도를 수정해 나간다. 참만남모임은 대면, 대화, 해결, 어울림의 4단계 과정으로 진행되며 이 과정을 통해 공동체가족은 배려와 책임, 신뢰, 다른 사람의 충고를 받아들이는 법 등을 배우게 된다.

참만남모임의 진행 과정

① 메모지와 메모 박스: 평소 생활하면서 기록할 수 있는 메모 양식을 비치해 두고 누구나 기록하여 메모 박스에 넣을 수 있도록 한다. 메모는 다음의 샘플 양식에 따라 간결한 문장으로 작성한다.

- 메모양식 샘플

상처 / 고백 / 칭찬 / 도전 / 정직
날짜:
From:
To:
나는 당신이 (내가) ______________ 했을 때 ______________한 느낌을 받았습니다.

- 작성 예제 (다른 사람의 행동에 아래의 감정을 느꼈을 때)
  - 상처: 분노, 고통, 당황스러움, 아픔을 느꼈을 때
  - 고백: 슬픔, 소외감, 이해할 수 없음, 상실, 좌절감을 느꼈을 때
  - 칭찬: 기쁨, 감사, 행복을 느꼈을 때
  - 도전: 실망, 걱정, 안타까움, 도움을 줄 책임을 느꼈을 때
  - 정직: 자신의 행동에 죄책감, 실망, 분노, 후회를 느꼈을 때

② 계획: 모아진 메모를 직원과 공동체 리더가 함께 확인하고 참만남 모임에서 다루어질 문제들에 대한 계획을 세운다. 같은 내용들은 하나로 모은다.

③ 모임에 참석할 인원 선택 : 참만남모임에 참석할 공동체가족을 관

련자를 포함하여 12명 내외로 선택한다. (최대 20명을 넘지 않도록 한다.)

● 직원의 역할

- 참만남모임을 준비하고 모임에 참여 할 공동체가족들은 선택한다.
- 과정을 직접 진행하거나 리더의 진행을 돕는다.
- 과정의 진행 상황과 참여자들의 반응을 관찰한다.

④ 자리배치: 동그랗게 자리를 배치하고 앉는다. 의자는 안락한 의자를 사용하지 않도록 하고 빈 자리를 두지 않는다.

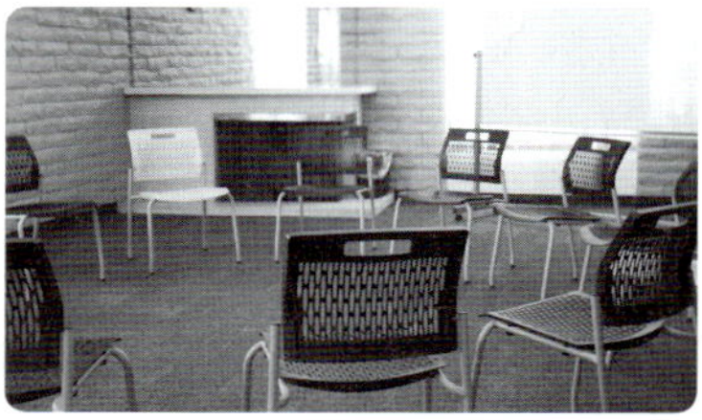

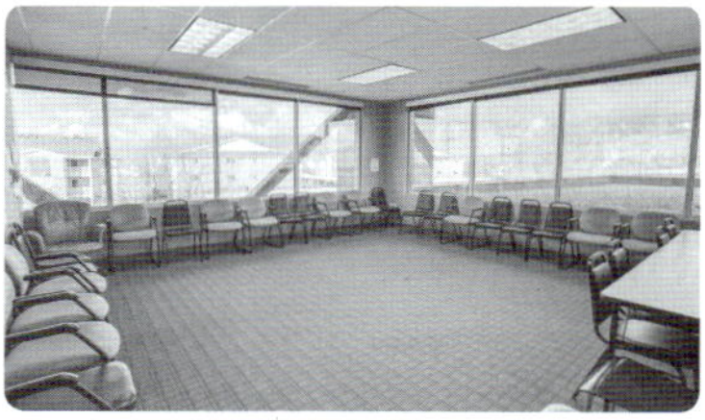

⑤ 대면: 상처, 고백, 도전 메모를 주고받는 경우, 두 사람은 의자를 약간 돌려 서로 마주보고 앉도록 한다. 듣는 사람은 허리를 곧게 펴고 손을 펴서 위로 향하는 열린 수용의 자세를 취한다.

● 참만남의 대면 규칙

- 존중하는 태도로 이야기하며 화를 내거나 비난하지 않는다.
- 행위에만 집중하고 사람을 비난하지 않는다.

- 현재의 문제에 집중하고 과거의 사건을 들추어내지 않는다. 다만, 현재의 행동을 강조하기 위하여 연관된 과거 사건을 거론할 수는 있다.
- 도전을 받은 사람은 변명하지 않고 일단은 수용한다. (명백한 오해가 있었던 경우라면 추후 설명할 것을 약속한다.)

⑥ 대화: 상처, 고백, 도전 메모를 받은 경우 리더는 필요할 경우 모임에 참석한 사람들의 의견이 있는지를 묻고 사람들의 의견을 듣는다. 이때, 진행자는 중립적 위치를 지킨다. 칭찬, 정직 메모를 받은 경우 박수로 격려한다.

● 참만남의 대화 규칙

- 공동체 리더는 거론된 행동이나 태도의 객관적 문제에만 집중하여 서로의 느낌을 나누도록 격려하고 행위를 한 사람을 직접적으로 거론하지 않도록 주의를 준다.

예) 다른 사람의 험담을 하는 행위는 좋지 못하다. (행위에 집중 : ○)
다른 사람의 험담을 한 당신은 옳지 못하다. (인격 거론 : ×)

- 대화가 종료되면 메모를 받은 사람은 다음과 같은 태도를 취한다.
  - 자신의 솔직한 느낌을 표현한다.
  - 문제의 원인이 된 행동이나 태도에 대하여 이야기한다.
  - 변화를 다짐하고 필요한 경우 다른 사람들의 도움을 요청한다.

⑦ 해결: 도전 메모를 받은 경우, 받은 사람이 모든 문제를 수용하고 변화 의지를 다짐함으로써 참만남모임은 마무리된다.

● 해결 원칙

참만남모임은 비판의 목적이 아닌 긍정적 태도 변화를 위한 모임이다. 대화는 따듯하고 상호 격려하는 분위기 속에서 도전과 칭찬에 대한 균형을 맞추어 진행한다.

⑧ 어울림: 칭찬이 끝나고 문제가 모두 해결되고 나면 차를 마시거나 다과를 나누면서 화합의 시간을 갖도록 한다.

● 어울림 규칙

해결의 과정을 거치고 참만남모임이 끝난 후, 30분 정도 차나 다과를 함께하는 시간을 제공함으로써 해결을 지지하고 앞으로의 행동 변화를 격려하는 시간이 필요하다. 공동체 리더는 참만남모임의 도전 과제가 심각하게 다루어진 경우 도전을 받은 공동체가족을 별도로 만나 힘들었을 마음을 달래주는 시간을 갖도록 한다.

심층분석모임 (Probes Group)

심층분석모임에서는 직접적이고 도발적인 어조는 피하고 간접적이고 유화적 언어를 사용하는 환기evocative 방법을 주로 사용하며 참만남에서 이루어졌던 문제들에 대하여 심층적인 분석과 토론의 시간들을 갖는다. 심층분석은 가급적 경력이 많은 직원이 진행하며 지나친 방어나 저항에 부딪히지 않도록 강한 정서적 접근은 하지 않는다. 토론 이외에 역할극이나 사이코드라마, 빈 의자 기법 등 게슈탈트 치료 방법도 사용할 수 있다. 공동체가족 중 입소 후 2개월 이상이 지나고 치료공동체 원리에 어느 정도 익숙해진 사람만 참석할 수 있도록 하며 퇴소하기까지 최소한 3회 이상 참석할 수 있도록 한다. 진행 시간은 2~4시간 정도가 좋으며 추가적인 토론이 필요한 경우 다음에 소개하는 마라톤모임으로 주제를 넘겨 장시간에 걸쳐 진행될 수 있도록 한다.

빈 의자 기법 (Empty Chair Technic)

게슈탈트 상담에서 사용하는 기법으로 현재 치료 장면에 와 있지 않은 특정 인물이 빈 의자에 앉아 있다고 생각하고, 마음에 있는 말을 하도록 하는 방법이다. 빈 의자 기법은 과거 사건의 중심인물을 현재화하여 직접 대화하는 형식으로 이루어지며 간접적인 묘사를 통한 상담보다 훨씬 큰 위력을 갖는다.

빈 의자 기법을 활용함에 있어 상담자는 내담자 내면의 대화를 외부로 적절히 표출할 수 있도록 도와준다. 자기 내면의 갈등을 현재화하여 표출하게 되면 자신은 물론 상대방의 입장을 이해하게 되고 용서와 화해를 이끌어낼 수 있다. 또한, 억압시켜 두었던 자신의 감정을 다시금 통합시킴으로써 반복되는 분노와 혼란으로부터 벗어날 수 있다.

심층분석모임의 진행 과정

① 주제 선정: 토론을 진행할 직원은 참만남모임에서 다루어졌던 개인적인 도전 문제나 공동체가족의 의견을 모아 전체에 적용할 수 있는 문제들에 대하여 토론 주제를 선정하다.

② 계획: 진행을 보조하는 직원들은 토론 방법을 계획하고 토론 주제를 다루기에 적합한 역할극, 사이코드라마, 게슈탈트 기법 등을 함께 준비한다.

③ 모임에 참석할 인원 선택: 심층분석모임에 참석할 공동체가족을 8명 이상 선정하고 20명을 넘지 않도록 한다. (최소 2개월 이상 치료공동체 생활을 하고 참만남모임 등을 통해 공동체모임에 익숙한 사람들을 우선 선정한다.)

④ 자리배치: 동그랗게 자리를 배치하고 앉는다. 참만남모임보다는 보다 넓게 원을 만들어 앉고 간식 등을 준비하여 편안함을 유지시킬 수 있도록 한다.

⑤ 토론: 토론은 직접적인 문제의 비판이나 평가가 되지 않도록 하고 가급적 지지나 격려 등의 환기 방법을 사용한다.

예) 다른 사람의 물건을 허락 없이 사용하는 것은 상대를 기분 나쁘게 한다. (비판)

다른 사람의 물건을 사용할 때 허락을 받는 것이 서로에 대한 예의이다. (환기)

⑥ 적용연습: 토론을 통해 올바른 결론에 도달한 경우 역할극 등을 통해 실제 상황에 적용시켜 볼 수 있도록 상황을 연습해 본다.

⑦ 마무리: 주제에 대한 만족할 만한 이해에 도달하면 모임을 마무리한다. 보다 심층적이고 장기적인 토론이 필요할 경우 1~2회 심층분석모임을 더 열 수도 있으며, 마라톤모임으로 주제를 넘겨 장시간 다루어 볼 수 있다.

마라톤모임 (Marathon Group)

마라톤모임에서는 심층분석모임을 통해 토론되었던 문제들 중에서 보다 장기간 다루어 볼 필요가 있거나 인생 전반에 영향을 미칠 수 있는 문제들에 대하여 직접적 비판을 가하는 도전 방법Provocative tool과 간접적인 환기 방법Evocative tool을 함께 사용하여 문제를 깊이 있게 분석하고 토론하는 시간이다. 마라톤모임은 토론 이외에도 역할극이나 사이코드라마, 게슈탈트 기법, 영상자료 감상, 독서 등 다양한 방법을 함께 사용하면 더 효과적이다. 마라톤모임은 며칠 혹은 몇 주에 걸쳐 최소 12시간에서 최대 72시간까지 장시간으로 이루어지며 환기 방법과 도전 방법이 함께 사용되므로 입소 6개월 이상 지나고 치료공동체의 방법과 원리에 이미 익숙해진 사람만 참석할 수 있도록 한다. 퇴소하기까지 최소한 2회 이상 참석할 수 있도록 한다. 마라톤모임의 주제 선정과 방법은 심층분석과 마찬가지로 직원이 정한다.

마라톤모임의 진행 과정

① 주제 선정: 마라톤모임을 진행할 직원은 인생을 위협하거나 변화시킬 만한 중대한 문제들에 대하여 토론 주제를 준비한다. 공동체 가족의 의견을 수집하기도 하고 심층분석모임에서 다루어진 문제들 중 미해결과제들을 주제로 정할 수 있다.

● 주제가 되는 예

- 왜 금연해야 하는가?
- 알코올, 친구인가 아니면 적인가?
- 스트레스 해소 방법으로서의 도박이나 게임, 과연 유효한가?

② 계획: 진행을 보조하는 직원들은 토론 방법을 계획하고 토론 주제를 다루기에 적합한 역할극, 사이코드라마, 게슈탈트 기법, 영상자료, 독서자료, 과제물 등에 대하여 기획하고 준비한다.

③ 모임에 참석할 인원 선택: 마라톤모임에 참석할 대상은 최소 입소 6개월 이상 지나고 치료공동체의 방법과 원리에 이미 익숙해진 사람만 참석할 수 있도록 한다. 도발적 주제가 아니고 모두가 공감할 수 있는 주제의 경우 대상 범위를 넓힐 수 있다.

④ 자리 배치: 동그랗게 자리를 배치하고 앉는다. 간식 등을 준비하여 편안함을 유지시킬 수 있도록 한다.

⑤ 학습 및 토론: 토론 전에 주제에 대한 강의나 영상자료, 독서자료 등이 주어지고 주제에 대한 참여자들의 이해가 있은 후 토론이 진행된다. 필요에 따라 도발적 질문이나 비판이 가해질 수도 있으며 환기 방법이 사용될 수도 있다.

⑥ 적용연습: 마라톤모임에서 다루어진 내용이 태도나 행위의 변화와 관련된 경우 역할극 등을 통해 실제 상황에 적용시켜 볼 수 있도록 상황을 연습해 본다.

⑦ 마무리: 각자의 마무리 의견을 듣는다.

상황
실습

참만남모임

모두 원을 만들어 둘러앉고 가상의 상황을 설정하여 메모를 적은 후, 이를 서로 주고받으며 대화하는 실습을 한다.

- 메모작성 (예제)

상처 / 고백 / 칭찬 / (도전) / 정직
날짜: 2016. 10. 14.
From: 영수
To: 민수
나는 당신이 식당에서 슬리퍼 끄는 소리를 들을 때 다른 사람에게 방해가 된다는 것을 모르고 있다는 느낌을 받았습니다.

- 실습순서(예제)

① 리더가 메모를 모은다.

② 메모를 적힌 사람을 호명하고 메모를 적은 사람에게 주며 말한다.

"영수 님이 민수 님에게 주는 도전 메시지입니다."

③ 영수와 민수는 서로 마주보고 앉는다. 이때, 민수는 똑바로 앉아야 손바닥을 위로 향하고 무릎 위에 올려 수용의 태도를 취한다.

④ 영수가 메모를 읽는다. "나는 당신이 식당에서 슬리퍼 끄는 소리를 들을 때 다른 사람에게 방해가 된다는 것을 모르고 있다는 느낌을 받았습니다."

⑤ 민수는 이를 수용한다. "받아들이겠습니다. 앞으로는 식당에 슬리퍼를 신고 들어가는 일이 없도록 주의하겠습니다."

⑥ 리더는 해결을 선언한다. "도전 메시지가 수용되었습니다."

⑦ 같은 순서로 상처, 고백, 칭찬, 정직을 여러 번 반복하며 연습한다.

● 실습에 사용할 수 있는 상황 예제

- 동료가 자신의 범죄 경력이나 약물 사용 경험에 대하여 자랑하듯 이야기하는 것을 들었다. (도전)
- 혼자서 어려움을 겪고 있을 때, 직원이나 동료가 도움이나 격려를 해주었다. (칭찬)
- 동료에게 친하게 다가갔을 때, 이유 없이 불쾌해하거나 화를 냈다. (상처)
- 당신의 가족이나 친구에 관하여 가슴 아픈 소식을 듣게 되었다.

(고백)

- 당신이 직원과 동료들을 속이는 행동을 했고 죄책감을 느꼈다. (정직)
- 동료가 근거 없이 직원을 험담하는 소리를 들었다. (도전)

토론 과제

1. 참만남모임의 목적과 진행 방법에 대하여 설명하시오.
2. 심층분석모임의 목적과 진행 방법에 대하여 설명하시오.
3. 마라톤모임의 목적과 토론 주제에 대하여 설명하시오.

에피소드 6

아침 8시 승용차를 주차하고 치료공동체로 들어가려던 참이었다. 아침 모임이 한참일 시간인데 모두가 라운지에 모여 웅성거리고 있다. 문 밖에는 911 응급차량이 방금 도착한 듯 막 문을 열어 환자용 침대를 꺼내고 있고, 빨간 옷을 입은 3~4명의 응급구조요원이 급하게 건물 안으로 들어갔다. 누군가에게 물어볼 틈도 없이 응급대원을 따라 들어갔다. 마이클이다. 어제 오후에도 뉴욕 야경이 그려진 그림 퍼즐을 맞추며 그의 가족과 삶에 대하여 이런저런 이야기를 나누었는데 갑자기 그에게 문제가 생긴 것이다.

마이클은 러시아 태생으로 세 살 때 미국 가정으로 입양되었다. 기독교 가정에 입양되어 다른 세 명의 형제와 비교적 유복하게 지낸 편이다. 하지만 그가 고등학교를 졸업하던 시기에 정체성에 혼란이 찾아왔다. 그는 어릴 때 입양되었기 때문에 그의 태생과 부모의 조국 러시아에 대한 기억은 아무것도 없다. 하지만 그의 생김새는 그가 러시아 사람이라는 것을 쉽게 알려주고 있었다. 친구들로부터, 그리고 동료들로부터 그의 출신에 대한 질문을 받을 때마다 그는 스트레스를 받았다고 한다. 어쩌면 그런 혼란스러움이 그를 코카인 중독으로 이끌었을지도 모른다. 정상적인 직장생활을 하면서도 그는 자신의 혼란을 잠재우고 평온을 찾기 위해 코카인을 사용했다고 한다. 하지만 몇 주 전 갑자기 코카인 중독이 자신을 죽음으로 내몰지도 모른다는 두려움이 엄습했고, 그 때문에 치료공동체를 찾았다.

처음 며칠은 특별한 금단증상 없이 잘 지냈다. 모든 것이 순조로운 듯 보였다. 하지만 오늘 아침 갑자기 찾아온 급성 호흡곤란, 견딜 수 없는 근육경련으로 그는 비명을 지르며 도움을 청하게 되었다. 입에서는 피가 섞인 거품이 끊임없이 나오고 고통 속에 비명을 지르며 몸부림치는 그의 모습은 마치 불속에서 몸부림치는 악마의 모습과도 같았다. 차마 눈 뜨고는 볼 수가 없을 정도였다. 온몸이 떨려왔다. 단지 금단증상 때문에 이런 모습을 보이다니 도대체 마약이 무엇이란 말인가?

그가 의료용 들것에 실려 나가고 경력이 오래된 직원이 대수롭지 않은 듯 청소도구를 가지고 와서 카펫 청소를 했다. 경황이 없었는지 아직 복도에 등도 켜지 않았다. 어두운 복도를 따라 어제 그와 그림 퍼즐을 맞추던 방으로 걸어갔다. 맞추지 못한 퍼즐 조각이 책상 위에 이리저리 나뒹굴고 있었다. 지난밤 퍼즐을 들고 웃으며 자신의 살아온 이야기를 하던 그의 모습이 떠올랐다. 조금 전 그렇게 고통스러워하던 그의 모습대로라면 그가 이대로 돌아오지 못하고 영영 떠난다 해도 이상할 게 없을 것이다. 마치 그가 이미 세상을 떠난 것 같은 슬픔이 찾아왔다. 그리고 하루 종일 그를 걱정하는 마음에 아무것도 할 수가 없었다. 무거운 마음에 평소보다 일찍 공동체를 나와서 집으로 왔다. 저녁 10시, 억지로 잠을 청하려는데 전화벨이 울렸다. 치료공동체 라운지 전화번호였다. "Hello." 전화를 받았다. 잠시 침묵이 흐르더니 누군가 이야기를 했다. "그림 퍼즐에 남은 조각은 제가 방금 다 맞춰놨어요." 마이클이다. "마이클, 퇴원했구나! 괜찮은 거야?" 흥분해서 내가 말했다. "그럼 괜찮죠. 나를 많이 걱정했다는 소리를 듣고 전화하는 거예요." 마이클이 말했다. "뉴욕 풍경은 맞추었으니 내일은 새로운 그림 퍼즐에 도전해요", "그래! 오늘은 힘들었을텐데 퍼즐 생각은 내일 하고 이만 쉬자." 이렇게 말을 마치고 수화기를 내려놓으며 안도의 웃음이 나왔다.

마약이란 처음에는 평안을 주는 천사처럼, 위안을 주는 친구처럼 다가온다. 하지만 마약이 그 본성을 드러내는 데는 오랜 시간이 걸리지 않는다. 우리를 바닥까지 철저히 무너뜨리고 결국은 죽음에 이르기까지 괴롭힌다. 말로만 듣던 악마의 본성을 오늘 똑똑히 보았다. 마이클은 지금 힘겨운 싸움을 하고 있다. 악마를 몰아내고 다시는 그런 달콤한 유혹에 현혹되지 않을 만큼 단단한 자아를 갖고자 치료공동체 가족들과 함께 노력하고 있다. 나 역시 치료공동체 가족의 한 사람으로서 그가 새로운 삶을 찾도록 열심히 도와주고 싶다.

07

중독치료를 위한 치료공동체 운영 매뉴얼

치료의 단계

치료공동체에서 공동체가족은 입소에서 퇴소까지
세 번의 중요한 변화의 단계를 겪게 된다.
시작단계와 변화단계, 그리고 내면화 단계이다.
각 단계별로 마쳐야 할 과제들이 있으며,
승급은 공동체가족의 피드백과 투표를 통해 진행된다.

이번 단원은 성장하며 나아갈 3단계의 단계별 성장 목표와
단계별 처우의 장점, 그리고 승급을 위한 평가 방법과 절차에 대하여 설명한다.

치료의 단계

치료공동체에서 6개월 이상 생활을 하는 공동체가족의 경우, 세 가지 중요한 치료단계를 거치게 되는데 입소단계와 변화단계, 그리고 성장단계이다. 입소단계(1단계)는 입소 직후부터 1개월 혹은 2개월의 시간이 지날 때까지를 말하며 공동체 생활 규칙과 공동체 의식 그리고 공동체의 목적과 이념 등이 소개된다. 변화단계(2단계)는 입소단계를 마친 후 본격적인 치료와 성장이 이루어지는 단계로 수개월 동안 자기치료와 상호치료의 원리에 의한 새로운 태도와 생활양식을 배워나가는 단계이다. 그리고 성장단계는 회복된 사회생활을 위하여 준비하는 단계로 변화를 내면화하여 자신의 생활양식이 되도록 하는 단계이다.

1단계 (입소단계 – 공동체 적응)

1단계는 공동체에 입소하여 생활을 시작하는 단계로 아직 자신의 중독을 문제로 인정하지 않고 '부인'하는 단계이다. 새로운 환경과 사람들에 대한 불안감 때문에 자기 과시나 심리적 위축이 말이나 행동에서 나타나며 심리적으로 안정되어 있지 않다. 대개의 경우 입소 후부터 2~4주간 이러한 심리적, 행동적 특성을 보인다. 1단계의 가장 큰 목표는 자신의 실패를 스스로 인정하고 변화하고자 하는 열망을 가질 수 있도록 도와주는 데 있다. 그리고 치료공동체가 분명한 도움을 줄 수 있을 것이라는 확신을 갖도록 하여 2단계에 진입하기 전에 공동체에 동화되고 적극적인 참여의지를 갖도록 돕는 것이다. 치료공동체를 중도에 포기하는 사람들을 비율로 살펴보면 가장 많은 사람이 입소 과정에서 포기한다. 중독자의 경우, 오랜 기간 동안 관계 단절 속에 지내왔기 때문에 그만큼 새로운 환경에 적응하는 데 어려움을 겪는 경우가 많다. 그렇기 때문에 입소 과정에서는 공동체에 잘 동화될 수 있도록 특별한 돌봄을 제공해야 한다.

입소 초기의 절차 및 규정

- 가지고 온 물건과 유가증권 등을 영치하고 허용물품, 금지물품에 대한 공동체 규정을 설명한다.
- 직원들과 공동체가족들을 소개한다.
- 치료공동체의 기본 원리를 설명한다.
- 중독으로 인한 신체의 해독 원리와 금단증상의 극복 방법을 설명한다.
- 공동체 금지 규정, 행위 규정, 생활 규정에 대하여 설명한다.
- 식사, 작업, 모임, 세미나, 여가활동 등 공동체 생활에 필요한 정보를 제공한다.

- 공동체조직의 리더나 상급자와 함께 시설을 견학하고 생활에 필요한 정보들을 제공받는다.
- 환경 변화로 인한 불안과 걱정을 덜어주기 위해 공동체 선배들이 멘토로서 도움을 준다.
- 부정적 영향을 미쳤던 주변의 사람들과 단절하고 치료공동체 프로그램에 집중할 수 있도록 일정기간 사회와의 접촉이 제한된다. 이메일을 포함하여 인터넷 사용이 금지되고 전화나 편지는 가족에 한하여 허용된다. 가족이 보내는 소포 이외에는 모두 금지되고 가족으로부터 오는 소포물의 경우도 마약 등의 반입을 차단하기 위하여 직원이 입회한 가운데 개봉한다.

1단계에서 입소자가 해야 할 일들

- 공동체 규정에 대하여 숙지하고 동의서를 작성한다.
- '나의 인생 이야기'를 작성하고 공동체가족들 앞에서 발표한다.
- 중독에 대한 이해 자료를 학습한다.
- 필요한 심리검사를 받고 상담직원과 함께 치료계획을 세운다.

나의 인생 이야기

'나의 인생 이야기'를 작성하고 나누는 일은 치료공동체 1단계에서 필수적인 과정이다. 자신의 가족과 친구, 직장 이야기를 비롯하여 방황과 좌절의 시기, 성취의 시기 등을 차분히 돌아보는 것은 새로운 삶에 대한 강한 동기를 자신에게 불어 넣을 수 있다. 또한, 자신의 이야기를 치료공동체 동료들 앞에서 발표하고 나누면서 모두에게 일체감과 변화의 영감을 줄 수도 있다. 나의 인생 이야기는 글로 작성하여 발표할 수도 있으며 사진이나 그림, 영상, 기타 물건 등을 이용하여 발표할 수도 있다. 일주일 이상 준비기간을 갖고 충분히 자신을 돌아보며 준비하도록 한다.

2단계 (변화단계 – 자신에 대한 발견)

2단계인 변화단계는 전인全人으로의 자신을 발견하고 치료공동체 방법을 통해 새로운 가치관과 태도를 배우고 생활양식을 익히는 과정이다. 2단계에서는 중독 재발 방지를 위한 방법을 터득하고, 건강한 삶을 유지하는 방법과 자기치료의 방법, 관계기술 등을 배운다. 이 기간 동안 공동체 활동과 모임, 개인상담 등이 이루어지며 공동체의 좋은 본보기와 리더가 되기 위한 준비를 하게 된다. 2단계 과제를 모두 마친 후, 공동체 리더로서 3단계로 승급하게 된다.

2단계에서 해야 할 일들

- 1단계의 치료계획이 잘 수행되고 있는지 수시로 점검한다.
- 1단계에서 작성한 '나의 인생 이야기'를 보다 세부적, 분석적으로 작성하고 공동체가족들 앞에서 발표한다.
- '거울 앞에서' 과제를 수행하고 느낌을 적어 공동체가족들 앞에서 발표한다.

거울 앞에서

각자 거울을 준비하고 거울 앞에 자신의 모습을 비추며 거울 속 자신의 모습을 5분 동안 응시한다. 동시에 자신의 생각과 행동, 감각, 태도 등을 느껴본다. 5분의 시간이 경과되면 자신이 느낀 것들에 대하여 정리하는 시간을 갖고 다른 사람들과 자신이 정리한 느낌들을 서로 이야기한다.

• '자신에게 쓰는 편지'를 작성하고 공동체가족들 앞에서 발표한다.

자신에게 쓰는 편지

두 장의 편지를 쓰고 발표한다.

- 현재의 시점에서 어린 시절(10~12세)의 자신에게 보내는 편지를 작성한다. 어린 시절에 부정적 생각이나 믿음 등에 대하여 이야기하고 걱정, 희망, 그리고 어린 시절에 힘들었던 일들에 대한 위로를 표현한다.
- 현재의 자신에게 미래의 자신(20년 후)이 쓰는 편지 형식으로 작성한다. 20년 후에 건강하고 즐거운 삶을 살고 있는 자신의 모습을 상상하고 현재의 자신에게 당부하고 싶은 말들을 표현한다.

• 관계지도를 그리고 공동체가족들과 느낌을 공유한다.

관계지도 그리기

가족, 친척, 직장동료, 친구, 연인, 이웃, 업무적 관계 등 주변 사람들에 대한 관계를 나타내는 지도를 종이 위에 그림으로 그리고 동료들과 느낌을 나눈다.

나의 관계지도

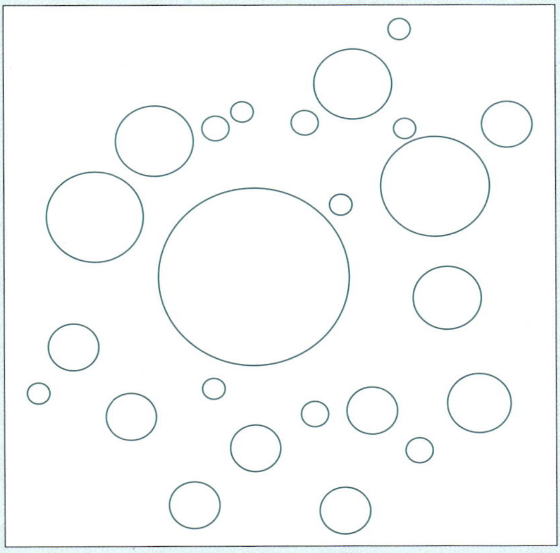

좋은 유대관계

스트레스 관계

긴장관계

단절된 관계 //---//---//---//---//--

• 핵심신념을 나열하고 공동체가족들과 토론한다.

핵심신념

핵심신념은 우리 마음속 깊은 곳에 자리 잡고 있는 생각의 틀로 우리 자신을 보는 시각, 타인을 보는 시각, 그리고 세상(삶)을 바라보는 시각을 말한다. 이러한 핵심신념은 주로 어린 시절 경험을 통해 형성되며, 충격적 사건이 있었던 경우 더 깊이 자리 잡게 되고 인생을 지배하는 생각의 틀이 된다. 핵심신념을 작성하여 발표하고 서로의 의견을 나눈다.

	나에 대한 생각	타인에 대한 생각	세상(삶)에 대한 생각
긍정적 시각	• • •	• • •	• • •
부정적 시각	• • •	• • •	• • •

• '나 자신과 마주하기' 과제를 수행하고 느낌을 적어 공동체가족들과 공유한다.

• 기타 올바른 가치관과 생활양식을 배울 수 있는 과제를 부여한다.

나 자신과 마주하기

내 안에 또 다른 내가 있다. 눈을 감고 조용히 앉아 호흡과 체온, 심장박동 등을 느끼며 깊은 내면의 또 다른 나와 대면하여 대화를 시도한다. 그릇된 생각과 행동을 하게 된 이유를 묻고 공감하고 들어주면서 그 느낌을 적어 공동체가족 앞에서 발표하고 서로의 생각을 나눈다.

3단계 (성장단계 – 공동체 리더)

3단계인 성장단계는 공동체 리더 그룹에 속하여 공동체 운영에 주도적 역할을 하면서 좋은 본보기가 되는 단계이다. 3단계에 도달한 공동체가족은 자신 스스로 회복에 필요한 것들을 찾아 노력하는 동시에 활동적으로 다른 사람들의 치료와 회복을 지지하고 도와주는 역할을 수행한다. 이 기간 동안 공동체 모임을 주도하면서 수동적, 회피적, 공격적 언어를 피하고 주도적, 확신적 의사소통 방법과 기술을 터득해 나간다. 공동체 리더로서의 역할과 더불어 자신이 퇴소한 이후에 어떻게 재발 위험을 극복할 것인지에 대한 재발 방지 계획을 세운다.

3단계에서 해야 할 일들

- 대화기술과 관계기술을 연습한다.
- 리더십을 발휘하고 신입가족을 돌보는 역할을 한다.
- 성인으로서의 삶과 책임감에 대해 학습한다.
- 퇴소 후 사회 복귀 계획을 수립한다.

승급심사 모임

단계별 과제를 모두 마친 공동체가족을 대상으로 주 1회 공동체가족들에게 승급을 제안하는 모임을 갖는다. 공동체 리더가 모임을 주관하며 대상자의 이름과 그동안의 과제수행 정도, 태도, 변화 노력 등을 이야기한 후, 당사자로 하여금 자신이 어떠한 노력을 해왔는지 그리고 앞으로의 각오는 무엇인지에 대하여 듣는다. 공동체가족들의 피드백과 투표를 거쳐 승급을 결정한다.

승급심사의 절차 및 순서

① 공동체 리더가 모임을 주관하며 심사 대상자의 이름과 그동안의 과제수행 정도, 태도, 변화 노력에 대하여 이야기하고 승급을

제안한다.

② 심사 대상자가 그동안 변화를 위해서 해왔던 노력과 앞으로의 각오에 대하여 이야기한다.

③ 공동체가족들이 승급에 대한 의견과 피드백을 준다.

④ 공동체 리더의 주관 아래 거수로 투표를 한다. (동의, 반대, 보류)

⑤ 동의가 과반수를 넘을 경우 승급을 선언하고, 동의와 보류를 합하여 과반수를 넘은 경우는 일주일 후 재심사, 그렇지 않은 경우는 승급에 탈락하는 것으로 한다. (승급이 제안된 경우라도 자신 스스로 보류를 희망할 경우 심사를 다음 주로 연기한다.)

	1단계→2단계	2단계→3단계	3단계→퇴소
평균기간 (1년을 가정했을 때)	1~2개월	6~8개월	2~3개월
최소기간	2주	2개월	1개월
심사 시 피드백 인원	3명	3명	5명
승급요건 (투표)	과반수 찬성		1/2 또는 2/3 이상

단계별로 주어지는 특권

단계별로 주어지는 특권은 치료 목적과 부합되도록 운영된다. 입소 초기에는 중독을 유발하고 촉진시켰던 사회하위문화와의 단절을 위해 외부접촉이 엄격하게 통제되며 외출이나 금전 사용도 통제된다. 반면, 치료단계가 올라가게 되면 점차로 통제의 범위가 축소되고 외부접촉이 점차 자유로워진다. 특별히, 대부분의 중독자들은 중독으로 인한 재정관리에 취약성을 나타낸다. 그렇기 때문에 외출 시 용돈은 필요 최소한으로 지급을 제한하여 용돈관리를 통한 재정관리 습관을 배울 수 있도록 해야 한다. 흡연은 금지시킬 경우 입소 초기부터 안정된 적응을 방해할 수 있다는 이유로 시간을 정하여 허용하는 경우도 있으나 오늘날 대부분의 치료공동체는 중독치료에는 효과적이지 않다는 이유로 금지시키고 있다. 알코올의 경우도 전통적 치료공동체는 높은 단계에서 사회성 증진과 사회적 적응이라는 목적으로

	1단계 – 입소단계	2단계 – 변화단계	3단계 – 성장단계
편지	가족으로 제한	제한 없음	제한 없음
전화 사용 (대상)	주 1회 (가족으로 제한) * 직원 앞에서	매일 1회 (대상 제한 없음) * 직원 앞에서	시간 / 대상 제한 없음
인터넷 사용	금지	금지	허용 (시간제한)
직원 동반 외출 (영화관람 등)	금지	허용	허용
단독 외출	금지	금지	허용 (시간제한)
외박	금지	금지	필요시 허용
용돈	없음	외출 시 일정금액 지급	매주 일정금액 지급
흡연	금지 (허용하는 경우도 있음)		
음주	금지		

일정량을 허용했으나 오늘날의 치료공동체는 다른 약물에 대한 욕구를 증폭시킬 수 있다는 이유로 엄격하게 금지하고 있다.

사례
토론

사례를 통한 토론과제

신입 과정에 입소한 영수가 치료공동체에서 치료를 받는 것이 적합한지 토론해 보자.

영수는 32세의 나이로 혼자 살고 있다. 3형제 중 막내로 태어났으며, 고등학교 졸업 후 직장생활을 시작하면서부터 가족과 왕래가 없는 편이다. 그는 택배 운전기사로 일을 하고 있으며, 음주운전으로 2회의 벌금형을 받은 전과와 1년 전 필로폰 사용에 따른 사회봉사 및 위탁 수강명령을 받은 전력이 있다. 그는 보호관찰 기간 중 다시 필로폰을 사용하여 체포되었으나, 사안이 경미하고 다른 범죄 전력이 없어 치료조건부 기소유예로 위탁치료를 받게 되었다. 그는 보호관찰관과 함께 치료공동체에 도착하였다. 보호관찰관이 가고 신입 인터뷰 과정에서 영수는 치료공동체 입소를 스스로 원하지는 않았지만 교도소에 가는 것보다는 낫겠다는 생각에 할 수 없이 왔다고 말했다. 그는 이미 법원의 수강명령으로 치료를 받은 전력이 있기 때문에 치료공동체를 포함한 중독치료 과정에 대하여 잘 알고 있으며 다소 회의적이다.

- 역할학습 1 (2단계 승급 심사)

영수는 입소 과정에서 처음에는 치료공동체의 효과에 대하여 부정적인 견해를 보였으나 공동체 모임에 잘 참석하고 다른 사람과 좋은 관계를 유지하기 위하여 노력하고 있다. 1단계 과제를 모두 성실이 수행하였으므로 승급심사가 제안되었다.

역할학습은 승급심사가 이루어지는 과정을 가정하여 학습자들이 원으로 둘러앉아 진행한다.

- 공동체 리더 1: 승급심사의 개시와 대상자를 소개한다.
- 공동체 리더 2: 영수의 과제 수행과 그동안의 변화와 성과에 대하여 이야기한다.
- 영수: 자신이 그동안 변화를 위해서 어떤 노력을 해왔으며 앞으로의 계획은 무엇인지 이야기한다.
- 공동체 리더 1: 피드백 의견이 있는지 묻는다.
- 참석자: 손을 든 사람 중 세 사람을 리더가 지목하고 순서대로 이야기를 한다. (찬성, 중립, 반대 의견이 있을 수 있다.)
- 공동체 리더 1: 이야기를 다 듣고, 거수로 투표를 진행한다.

- 역할학습 2 (3단계 승급 심사)

영수는 2단계에 들어와서 다소 혼란스러운 모습을 보인다. 공동체 모임에 간혹 늦는 일이 있었으며 자신의 미래에 대해서도 자신 없는 태도를 자주 보이고 있다. 참만남모임을 통해 몇 번 도전과제를 주었지만 여전히 혼란스러운 모습을 보이고 있다. 하지만 영수는 스스로 잘 극복할 수 있다고 말하고 있으며 3단계로 승급이 이루어지면 공동체 리더로서의 역할을 잘 수행하겠다고 다짐한다. 그가 2단계 과제를 모두 마쳤으므로 공동체 승급심사에 제안되었다. 승급심사가 이루어지는 과정을 가정하여 학습자들이 원으로 둘러앉아 진행한다.

- 공동체 리더 1: 승급심사의 개시와 대상자를 소개한다.
- 공동체 리더 2: 영수의 과제 수행과 그동안의 변화와 성과에 대하여 이야기한다.
- 영수: 자신이 그동안 변화를 위해서 어떠한 노력들을 해왔으며, 3단계로 승급하여 공동체 리더 그룹에 속하게 되면 어떤 역할들을 해 나갈 것인지에 대하여 이야기한다.
- 공동체 리더 1: 피드백 의견이 있는지 묻는다.
- 참석자: 손을 든 사람 중 세 사람을 리더가 지목하고, 지목받은 순서대로 피드백 의견을 이야기한다. (찬성, 중립, 반대 의견이 있을 수 있다.)
- 공동체 리더 1: 이야기를 다 듣고, 거수로 투표를 진행한다.

토론 과제

1. 치료공동체의 단계별 처우에 대하여 설명하시오.

2. 단계별 과제에 대하여 설명하시오.

3. 특권을 부여하는 이유와 단계별 특권의 종류를 설명하시오.

4. 승급심사의 과정에 대하여 설명하시오.

에피소드 7

존은 보호관찰 중이다. 성폭행 혐의로 3년의 징역형을 선고받아 교도소 생활을 했고 현재는 가석방으로 출소 후, 중간 치료소 치료공동체 프로그램에 참여하고 있다. 치료공동체 치료를 받게 된 것은 그가 아직 해결되지 않은 알코올중독 문제를 갖고 있기 때문이다. 그는 성폭행 당시에도 알코올중독에 걸려 있었다. 평소 사귀던 자신의 여자 친구를 강제 추행하였으나 술을 마셨기 때문에 자세한 내용을 기억하지 못한다고 했다. 그는 여전히 알코올중독자다. 술을 멀리한 지 이미 2년 이상의 시간이 흘렀지만 여전히 알코올에 대해서는 끊을 자신이 없다고 한다. 더 큰 문제는 그가 알코올의 위험성을 아직도 제대로 인정하지 않는다는 것이다. 자신의 문제는 알코올이 들어가면 성적으로 상대를 가학하는 독특한 취향이 나타난다는 것이지 알코올 자체가 문제는 아니라고 말한다.

그는 치료공동체에서 7개월째 생활을 하는 중이며, 누구보다 열심히 자신의 맡은 바 임무를 다하고 있다. 오늘은 드디어 존이 3단계로 승급을 하기 위해 동료들로부터 심사를 받는 날이다. 리더인 제임스가 그의 지난 수개월 간의 노력을 소개한 후, 동료들에게 피드백을 요청했다. 3단계 승급은 3명의 동료로부터 피드백을 받은 후 투표를 통해 결정된다. 여러 명의 동료들이 피드백을 하겠다고 손을 들었고, 리더는 토미를 포함한 3명의 동료에게 피드백을 주도록 부탁했다. 존과 평소 친하게 지냈던 토미가 이야기를 꺼낸다.

"존 나는 개인적으로 자네가 승급하고 어서 빨리 사회로 복귀했으면 좋겠어. 하지만 말이야, 난 솔직히 자네가 염려되네. 동료들을 밝게 대하고 늘 적극적으로 생활하는 모습은 언제나 보기 좋지만 자네는 여전히 가학적 성생활을 동료들에게 자랑처럼 이야기하잖아. 그런 태도라면 다시금 교도소를 가게 될 거야. 난 그게 솔직히 두렵네. 친구로서 말이야. 난 아직 자네가 준비가 덜 되었다고 생각해. 난 자네를 위해 오늘 투표는 보류에 투표하겠네."

토미가 이와 같이 피드백을 준 이후 다른 한 명도 같은 피드백을 주었다. 그리고 투표에서 그의 승급을 찬성하는 표가 과반수를 넘지 못했기 때문에 심사는 보류되었고 다음 주에 다시 열리기로 했다. 존은 다소 실망스러운 표정이었지만 동료들의 의견을 존중하고 감사하다고 이야기했다.

치료공동체 승급심사는 동료들에 의해 평가되고 결정된다. 때로는 스스로 두려움 때문에 준비되지 않았음을 이유로 승급심사를 보류해 달라고 요청하기도 한다. 이미 여러 번 재발을 경험했던 중독자일수록 승급은 보다 신중하게 다루어진다. 당장 승급하고 퇴소하는 것이 문제가 아니라 반복되는 중독과 재발의 굴레에서 완전히 벗어나고 싶기 때문이다.

존은 앞으로 동료들 앞에서 보다 신중한 언행을 보일 것이다. 그리고 자신이 자랑삼아 이야기했던 일들이 자신과 동료에게 어떻게 해로운 일이 되었는지 다시금 고민하게 될 것이다. 역기능적 관계에서는 잘못된 언행이나 행동을 해도 아무도 바로잡아 주지 않는다. 오히려 이를 부추기기까지 한다. 하지만 동료를 통해 올바른 피드백을 받는 것은 새로운 가치관과 생활양식을 배우도록 하고 서로를 성장하게 한다.

08

중독치료를 위한 치료공동체 운영 매뉴얼

변화를 지속시키는 내면화 과정

자기 변화와 바람직한 생활양식을 습득하고 나면 내면화 과정을 통해 새로운 가치관이 형성되고 이러한 변화와 생활양식은 퇴소 후에도 자연스럽게 지속된다.

이번 단원은 치료공동체를 통한 자기변화의 과정, 생활양식 변화의 과정, 그리고 내면화의 과정에 대하여 설명하고 내면화를 위해 필수적으로 경험해야 할 것들과 내면화 증거에 대하여 설명한다.

내면화의 필요성

치료공동체의 핵심은 개인과 사회(환경)의 관계에 있다. 환경에 대응하는 행동, 태도, 경험, 인식의 변화를 통해 생활양식의 변화를 추구하는 것이다. 치료공동체 속에서 생활하는 동안 이러한 변화는 비교적 쉽게 나타난다. 하지만 그들이 공동체 생활을 마치고 사회 환경으로 되돌아갔을 때, 자신이 속했던 사회 그룹의 문화로부터 영향을 받아 다시금 이전의 생활태도로 돌아가는 경우가 적지 않게 목격된다. 이는 치료공동체에서 생활하는 동안 새롭게 변화된 행동과 생활태도, 가치관이 내면화에 이르지 않았기 때문이다. 내면화는 새로 받아들인 가치관과 생활양식을 의식하지 않고도 자연스럽게 행해지도록 완전히 자신의 것으로 만드는 것이다. 내면화가 이루어지기 전에는 행동의 변화가 부자연스럽고 의식적이다. 하지만 변화에 대한 열망을 갖고 행동이 충분히 반복되었을 때, 새로운 행동은 의식하지 않고도 자연스러워진다. 이것이 바로 내면화가 진행된 상태이다. 일단 내면화가 이루어지면 환경의 변화에 쉽게 동요되지 않으며, 과거의 환경으로 되돌아갔을 때 오히려 그 환경이 부자연스러워진다.

인지부조화와 행위 변화

인지부조화는 우리가 생각하는 것과 실제 보고 경험하는 것이 일치하지 않을 때 그 차이가 불편하여 불일치를 제거하고 싶어지는 것이다. 인지부조화 이론을 치료공동체에 적용하면 자신의 태도(치료공동체의 방법이 내 인생을 변화시키는 데 도움이 되지 않을 것 같다)와 일치하지 않는 과제(도움이 되지도 않는 방법을 행해야 하는 것) 때문에 불편함을 겪는다. 인지부조화 이론에 따르면 우리의 태도는 이 불편함을 제거하기 위하여 두 가지를 일치시키는 방향으로 움직이게 된다. 과제를 계속하다보면 태도가 과제와 일치되는 방향으로 변화된다는 것이다. 예를 들어, 신입가족은 공동체 생활 속에서 불안, 걱정, 회의감, 적대감, 불복종의 마음 상태를 가지고 있으며 이러한 상태가 행위로 나타나기도 한다. 하지만 치료공동체의 원리와 규칙을 학습하고 억지로 따르는 가운데 점차 행동의 변화가 외부로 나타난다. 하지만 이러한 변화가 아직 그 사람의 생활양식이 되었다고 말할 수는 없다. 생활양식이 되기 위해서는 행동을 반복하여 인지부조화를 해결해 나가는 과정, 즉 내면화 과정을 거쳐야 하는데 이 과정을 거치면서 치료공동체의 원리를 따르는 규칙과 생활방식이 점차 편하게 느껴진다. 치료공동체가 삶의 모든 문제에 답을 제시할 수는 없다. 하지만 자기치료와 상호치료의 원리에 따른 치료공동체 방법을 내면화시킴으로써 삶 속의 다양한 문제들에 대처할 수 있는 방법을 스스로 깨닫게 된다.

변화가 필요한 요소

변화가 일어나기 시작했을 때라도 공동체가족들은 치료공동체의 규칙을 그대로 따르거나 행동이나 태도의 변화를 받아들이는 것이 쉽지는 않다. 변화는 다음의 영역을 꾸준히 점검하는 가운데 서서히 일어난다.

자기 돌봄

공동체가족들은 회복에 필요한 행동방식과 태도 그리고 머리를 정돈하는 법, 단정한 옷차림 등의 생활 습관과 개인위생에 대하여 배운다. 자기를 잘 돌보는 것은 자신의 가치를 스스로 인식해가는 과정이다. 올바른 식습관, 규칙적인 운동과 건강한 수면 습관을 갖는 것도 자신의 정신적 건강과 더불어 신체적 건강을 잘 유지하고 돌보는 것이다.

자기관리

선택과 결정의 상황에 있어서 감정에 따라 즉흥적으로 판단하지 않고 결과를 충분히 예측하고 행동하는 것이 자기 파괴적 결과를 피할 수 있는 방법이다. 결정 상황에서 결과에 대한 충분한 고려가 있었는지 꾸준히 점검한다.

충동조절

외부 자극에 대해 충동적으로 반응하는 것은 외부에 원인이 있는 것이 아니라 자신이 충동을 조절하지 못하고 반응하는 데 원인이 있다. 자신의 감정과 반응 사이의 과정을 스스로 점검하고 변화시키는 것이 충동조절이다.

자기 이해

현재의 행동방식이나 태도, 감정을 갖게 된 원인을 스스로 이해하는 것이 중요하다. 과거의 특별한 경험이나 굳어진 생각들이 현재의 행동으로 연결되는 경우가 많다. 인간의 인지 과정은 현재의 현상과 과거의 경험이 결합되어 쉽게 왜곡되고는 하는데 스스로 이 과정을 이해하는 것이 자기 이해의 과정이다.

자의식

자의식은 타인의 관점에서 자신을 바라볼 수 있는 능력이다. 우리는 타인의 실수는 볼 수 있지만 자신이 저지르는 실수는 잘 보지 못한다. 성숙되어 가는 과정에서 우리는 우리의 모습을 객관화하여 평가할 수 있는 능력이 생기게 된다. 또한, 자신이 누구이며 어떻게 살아야 한다는 기준을 세우고 그 기준에 따라 자신의 삶을 결정하고 올바른 변화를 추구한다.

자기정체성

자기정체성이란 자신에 대하여 일관된 동일성을 유지하면서 다른 사람과의 본질적인 특성을 공유하는 것을 의미한다. 자기정체성을 통해 자신이 다른 사람과 다른 소망, 기억, 생각, 외모, 경험 등이 있다는 것을 자각하게 되고 스스로 자신의 삶을 결정하고 공동체 속에 조화롭게 만들어 나간다.

● 행위 변화 요소에 대한 체크리스트 (3단계에서 스스로 매일 점검)

	어려움을 겪고 있다	약간 어려움을 겪고 있다	부족하지만 잘하고 있다	잘하고 있다
자기 돌봄				
자기관리				
충동조절				
자기 이해				
자의식				
자기정체성				

변화는 공동체가족이 약물과 범죄에 가까웠던 자신을 가치 있고 생산적인 사회의 주류 구성원으로 바꾸는 것이다. 이러한 정체성의 변화는 공동체 속에서 과거 자신의 잘못된 정체성을 정직하게 고백하고 실패를 인정하면서 새로운 정체성을 찾고자 할 때 공동체와 조화할 수 있는 방향으로 형성된다.

성공적인 내면화의 진행 과정

치료공동체 속에서 올바른 삶을 위한 원리들은 변화와 내면화의 과정을 거쳐 자신의 삶을 지배하는 원리로 자리 잡게 된다. 이 과정을 세분하면 복종, 순응, 프로그램 일치, 자기 일치의 4단계 과정을 거치면서 진행된다. 복종은 외형적으로 규칙을 준수하고 삶의 원리들을 실천하지만 겉으로 보이는 것과 달리 내면에서는 갈등과 회의감, 부정적 자아, 불편함 등을 겪으면서 행동과 불일치된 정서를 경험하고 있는 것이다. 하지만 시간이 지나면서 복종은 점차 순응의 단계로 접어들며 마음의 불편감은 다소 사라진다. 행동의 변화와 더불어 마음으로부터의 갈등이 점차 수그러들고 행동이 편해지는 단계이다. 순응의 과정을 거쳐 프로그램 일치를 경험하게 되는데, 이는 다른 사람들의 행동이나 좋은 본보기를 보면서 자기치료와 상호치료의 원리에 대한 긍정적 기대감이 생기고 자신의 삶도 변화될 수 있다는 기대감을 갖게 한다. 마지막으로 자기일치감을 경험하게 되면서 내면화가 이루어지는데 스스로 올바른 삶의 원리를 깨닫고 정해진 규칙에 순응하는 것뿐만 아니라 스스로 내면의 규칙을 만들어 이를 삶의 원리로 삼는 것이다. 내면화의 4단계 원리가 누구에게나 같은 속도와 정도로 나타나는 것은 아니다. 치료공동체의 역할은 이러한 과정이 잘 일어날 수 있도록 갈등을 조절하고 의지를 북돋아주는 것이다.

내면화의 과정을 점검하기 위한 체크리스트

1. 행동의 변화에 도움이 되는 공동체나 모임에 참여하고 있다. □
2. 변화를 위한 좋은 본보기가 되는 사람이 주변에 있다. □
3. 과거의 습관으로 돌아갈 위험에 노출시킬 만한 사람들을 멀리하고 있다. □
4. 어떻게 변화를 만들 수 있는지 원리와 방법을 배웠다. □
5. 행위 변화 요소에 대한 체크리스트를 매일 작성하고 있다. □
6. 변화 후 새로운 삶에 대한 기대와 계획을 가지고 있다. □
7. 다른 사람에 대한 배려와 책임감이 강해지고 있다. □
8. 변화하지 못했을 때 찾아올 결과에 대하여 알고 있다. □
9. 중독의 위험성에 대하여 알고 있다. □
10. 책임감을 가지고 가족과 주변 사람들을 돌볼 수 있다. □

사례
토론

사례를 통한 토론과제

다음 사례에서 영수는 자신의 변화된 모습을 퇴소 후에도 지속하고 싶어 한다. 변화의 내면화 과정을 위해 어떤 노력을 계속해야 하는지, 그리고 직원들이나 공동체 가족들은 영수에게 어떤 도움들을 줄 수 있는지 토론해 보자.

영수는 치료공동체 생활 중 2단계에서 많은 심각한 변화를 겪었지만 동료들과 직원의 지지로 잘 극복하고 3단계에 와 있다. 그는 건강한 자의식과 삶의 목적을 발견하고 있으며 현재의 변화를 자신의 생활태도로 내면화시키기 위해 체크리스트를 통해 매일매일 자신의 생활을 점검하고 있다. 또한, 자신이 겪었던 것과 같은 어려움을 경험하고 있는 공동체 가족을 돕기도 한다.

3단계에서 영수는 자신의 변화와 더불어 리더로서의 책임을 실천하는 데 충실하고 자발적이다. 많은 공동체가족들은 그를 좋은 본보기로 여기고 그와 같은 열정을 갖기를 원하고 있다. 직원들 역시 그의 성장을 인정하고 그가 동료 그룹에서 리더 역할을 하며 후배 공동체가족들에게 격려와 도움을 주도록 요청했다. 영수는 자신도 상담사가 되고 싶다는 생각에 상담사가 되는 과정을 공부하고 싶어한다.

좋은 본보기로서 영수는 자신의 생각과 배움의 과정을 설명한다. 그는 공동체 성장모임을 진행하고 자신의 경험으로 올바른 삶에 대한 이해를 동료 공동체가족들에게 전달하고 있다. 영수의 변화는 그저 규칙을 따라 행동하는 것이 아니라 내면화의 과정을 거쳐 환경을 변화시키고 있다.

토론 과제

1. 치료공동체에서 목표로 하는 변화 과정에 대하여 설명하시오.

2. 자기정체성의 변화에 공동체가 어떻게 영향을 미칠 수 있는지 설명하시오.

3. 내면화 과정의 필요성에 대하여 설명하시오.

4. 변화와 내면화의 4단계를 설명하시오.

에피소드 8

오늘은 아침부터 피터가 분주하다. 평소 늦잠을 자느라 아침모임에도 늦곤 했었는데 오늘은 누가 깨우지 않았는데도 가장 먼저 일어나 분주하게 손님 맞을 준비를 한다. 피터의 손님은 다름 아닌 어머니 캐서린과 아버지 데이비드 그리고 동생 제이콥이다. 오늘은 치료공동체에서 가족 초청 프로그램을 진행하는 날이다. 두 달 만에 가족들이 방문하는 날이라 피터뿐만 아니라 다른 공동체가족들도 마음이 들떠 있다.

피터의 가족은 캘리포니아의 해변 부촌에 살고 있다. 아버지는 미국 내에서도 손꼽히는 회계법인의 회계사이고 어머니는 캘리포니아 유명 백화점에서 보석상을 운영하는 보석 전문가이다.

아침 9시, 30여 명의 가족들이 모이고 만남이 진행되는 시간, 피터 옆에 붙어 있어야 할 그의 어머니가 다른 방 구석 의자에 앉아 눈물을 닦고 있다.

나는 슬쩍 다가가 그녀에게 위로의 말을 건넸다. "이제 겨우 두 달이 지났을 뿐인데 피터가 많이 달라졌어요. 그렇지 않나요?"

다시 한 번 눈물을 닦으며 그녀가 대답했다. "모두 내 잘못이에요. 피터는 이제 겨우 스물네 살인데 내가 그 아이의 인생을 망쳐 버렸어요"

이토록 사랑이 넘치고 자상해 보이는 어머니가 무슨 잘못을 했다는 말인가? "피터는 모범적이고 늘 밝은 아이였어요. 그의 친구이자 가족인 강아지 바비가 죽기 전까지는요.” 그녀는 한 장의 사진을 보여 주며 말을 이어나갔다. 피터와 그의 강아지 바비가 놀고 있는 사진이었다. 가족과도 같았던 강아지 바비가 죽고 피터는 자신의 인생에서 첫 번째로 찾아온 죽음의 이별을 다루는 방법을 알지 못했다. 그리고 그가 도망간 곳은 마약이라는 잔인한 위로였다.

“피터가 5살 때 그가 키우던 다람쥐 한 마리가 병으로 죽었어요. 그때 난 피터가 슬퍼할 것이 염려되어 그가 알기 전에 비슷한 다람쥐를 새로 사서 살짝 바꿔치기 해 버렸죠. 피터가 이별의 슬픔을 다루는 방법을 배울 수 있는 기회였는데 그것조차 빼앗아 버렸어요. 난 늘 그런 식이었죠. 그때 내가 조금만 더 정직했더라면 나중에 강아지 바비를 잃고 피터가 그렇게 방황하지는 않았을 거예요.” 캐서린은 자신의 지나친 집착과 과잉보호가 아들을 망쳐 놓았다고 자책하며 흐느꼈다. 피터는 이들 부부가 결혼 7년 만에 얻은 아들이다. 부부에게 피터는 삶의 의미였다. 아이에 대한 과잉보호가 성장을 멈추게 할 수 있다는 사실을 잘 알고 있었지만 모든 스트레스는 부모의 몫일 뿐, 피터에게는 좋은 것만 주고 싶었던 것이다.

2개월 전 치료공동체에서 피터를 만나 바비에 대해 들었던 기억이 났다. 처음 만날 때부터 피터는 언제나 강아지 바비 이야기만 했다.

“오랜 내 친구이자 가족인 바비를 2년 전 잃었어요. 집 앞에서 자동차에 치여 죽었고 저는 차를 향해 달려가는 바비를 보고 아무것도 할 수 없었죠. 그렇게 슬픔에 잠겨 있을 때, 나는 누군가의 도움이 필요했어요. 하지만 아무도 나를 위로해 줄 수는 없었어요. 매일 밤, 자동차에 깔려 형체조차 남아 있지 않던 바비의 모습이 떠올랐어요. 그리고 나는 혹시 마약이 나를 도울 수 있을지 모른다는 어리석은 생각을 했어요. 그래서 헤로인을 구입했죠. 사실 캘리포니아에서 헤로인을 구하는 일은 그다지 어려운 일은 아니에요. 도시의 뒷골목에 가만히 서서 몇 번 두리번거리기만 해도 금방 판매자들이 말을 걸어오거든요."

피터는 헤로인의 위험성을 단순하게 생각했다. 그저 우울함을 달래주는 응급 처방약 정도로 생각하고, 슬픔이 사라지고 나면 마약도 함께 중단할 수 있을 것이라고 생각했다는 것이다. 하지만 그를 중독으로 몰아넣는 것은 한 번의 투약으로 충분했다. 피터가 헤로인을 처음 주사하던 날 우주를 비행하는 바비를 만날 수 있었다고 한다. 그리고 그날 만난 우주비행사 바비를 그린 그림이라고 내게 보여주었다. 그리고 내가 자료로 사용해도 좋다는 허락도 해주었다.

▼ 우주비행사 바비

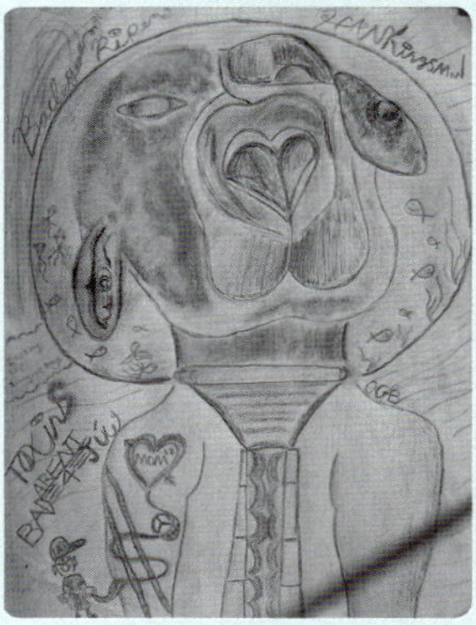

▼ 머릿속의 신경세포들

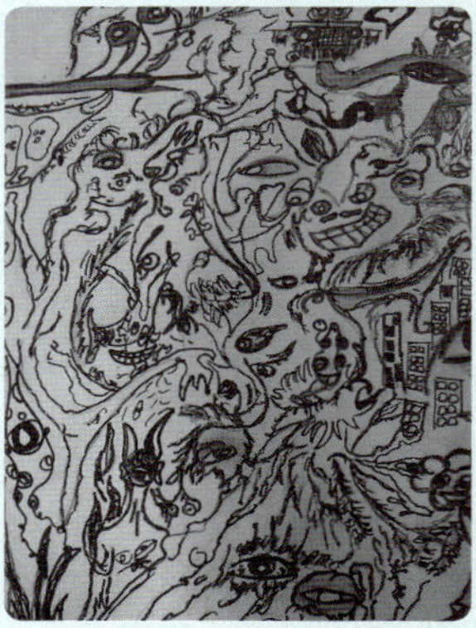

한 번의 헤로인 투약으로 그는 이미 큰 변화를 감지했다. 자신이 컨트롤 할 수 없는 괴물들이 뇌 속에 자리를 틀고 앉았음을 알았다. 그리고 그들은 지금껏 결코 한 번도 자리를 떠나지 않았다고 한다. 그림 그리기를 좋아하는 피터에게 나는 그 자리에서 뇌 속에 있는 괴물들을 그려볼 수 있느냐고 물었다. 피터는 스케치북을 꺼내더니 머뭇거림 없이 한참 동안 그림을 그리기 시작했다. 헤로인을 처음 투약했을 때부터 치료받는 지금까지 늘 자신의 머릿속에 남아 있는 뇌의 신경세포들이라는 제목도 달았다. 피터는 자신의 뇌가 더 이상 자신이 통제할 수 있는 곳이 아님을 시인한다. 가끔은 알아들을 수 없는 말로, 또 가끔은 또렷한 표현으로 자신이 겪고 있는 끔찍한 고통들을 고백했다.

치료공동체에는 단순히 중독뿐만 아니라 중독으로 인한 정신장애나 성격장애를 동반하여 입원하는 경우가 많다. 피터의 경우도 약간의 정신분열증을 동반하고 있는 경우이다. 다행히 이러한 질환들은 치료가 가능하다. 문제는 재발하지 않도록 위험요소들을 관리하고 피하는 방법을 알려주는 것이며, 이것이 치료공동체의 역할이다. 가족 초청 프로그램을 통해서 피터의 가족과 참석한 사람들 모두 중독과 싸워 이기는 방법을 배웠다. 치료공동체의 역할과 가정의 역할에 대하여도 알았다.

치료와 회복의 기쁨을 미리 나누며 웃고 있는 저들을 바라보며 다시는 중독으로 인한 불행이 그들의 삶에 끼어들지 않기를 소망한다.

09

중독치료를 위한 치료공동체 운영 매뉴얼

건강한 관계

치료공동체 안에서 직원 및 공동체가족들은 정직과 신뢰를 바탕으로 진실한 관계를 맺고 유지하면서 상호 치료자로서의 역할을 충실히 하고 있다. 이러한 관계는 퇴소 후에도 부모, 배우자, 자녀, 동료 등 주변 사람들과 건강한 관계를 맺고 유지하도록 돕는다.

이번 단원은 공동체가족들이 동료, 직원들과 좋은 관계를 맺고 건강하게 관계를 유지할 수 있도록 하는 데 치료공동체가 어떤 도움을 주는지 설명하고 좋은 본보기의 개념과 역할에 대하여 설명한다. 또한, 공동체에 대한 소속감과 더불어 어떻게 개인의 개성을 존중해야 하는지를 설명한다.

건강한 공동체 관계

중독 문제로 치료공동체에서 치료를 받는 사람들 대부분은 부모, 배우자, 자녀 혹은 동료들과 건강한 관계를 맺지 못했다. 그들은 성장 과정에서 가정으로부터 건강한 관계성을 배울 만한 기회를 갖지 못한 경우도 있으며, 비행하위문화집단과 어울리면서 역기능적이고 반사회적인 관계 형성에 익숙해져 있었던 경우도 있다. 치료공동체는 공동체가족이 건강한 인간관계를 배울 수 있도록 가족 같은 분위기를 제공하면서 규칙을 통해 공동체 삶의 원리를 가르치고 교육, 치료 전략, 관계 훈련을 통해 친사회적이고 긍정적인 관계를 배울 수 있도록 하고 있다.

공동체적 훈련

치료공동체에는 건강한 관계를 위한 4가지 훈련 방법이 있다. 준수해야 할 공동체 규칙을 통한 훈련 방법이 있으며, 강의나 세미나를 통한 훈련 방법과 아침모임, 참만남모임, 저녁모임 등의 모임을 통한 피드백, 상담을 통한 치료적 훈련 방법, 그리고 작업과 위계질서를 갖춘 조직구조 속에서 공동체 적응 원리를 배우는 사회성 증진 훈련 방법이 있다.

① 규칙을 통한 관계 훈련

치료공동체 규칙에는 공동체 규칙과 개인 규칙이 있다. 공동체 규칙은 폭력, 협박, 성적 행위를 금지하는 엄격한 금지 규정과 절도 등의 행위를 금하는 단순 행위 규정 그리고 시간을 엄수해야 하는 등의 생활규정이 있다. 그리고 개인 규칙은 개인위생, 시간관리, 식습관 개선, 건강관리 등의 개인습관과 관련된 규칙들이 있으며 이러한 규칙들은 공동체 생활 속에서 잘 준수되도록 서로를 격려하기도 하고 도전을 주기도 한다.

② 교육을 통한 관계 훈련

교육은 건강한 관계가 가져다주는 이로운 가치들을 알려주는 역할을 한다. 공동체가족 누구나 자신이 특별히 잘 알고 있는 분야에 대하여 세미나를 열거나 국어, 수학 등 학교 교과목들을 배울 수 있는 기회를 제공하고 서로 도움을 줄 수 있도록 기회를 제공한다. 이미 퇴소하고 성공적으로 사회에 복귀한 선배 공동체가족이 방문하여 변화의 경험을 전달하기도 한다.

③ 모임을 통한 관계 훈련

치료공동체에서는 아침모임, 참만남모임, 저녁모임 등 상호치료의 원리를 적용하여 서로 칭찬과 도전을 주고 이를 수용하고 반영하면서 행동의 변화를 이끌어낸다. 또한 집단상담과 개인상담을 통해 건강한 관계 형성에 방해가 되는 불리한 성격들을 고쳐 나간다.

④ 사회성 훈련

치료공동체는 가족 같은 분위기 속에 사회적 조직구조를 갖고 가족과 사회의 역할을 동시에 배운다. 리더는 조직을 이끌면서 지시와 감시를 하기도 하지만 생활에 모범을 보이는 좋은 본보기의 역할을 한다. 치료공동체 가족은 서로를 치료하는 책임을 안고 있다. 서로에게 배려와 양보, 이해, 공감을 통해 가족, 사회의 역할을 동시에 배우고 가르치는 것이다.

좋은 본보기가 되는 사람

좋은 본보기는 치료공동체의 핵심이다. 치료공동체의 공동체가족들은 좋은 본보기를 통해 가능성과 희망을 발견한다. 좋은 본보기는 공동체가족들이 올바른 삶을 이해하고 배우기 위한 좋은 모델을 제공할 뿐만 아니라 영향력 있는 피드백을 줄 수도 있다. 좋은 본보기는 공동체가족들에게 24시간 배움을 제공한다.

다양성 존중

치료공동체는 나이, 직업, 교육, 경제력 등에서 다양한 배경을 가진 사람들의 모임이다. 그렇기 때문에 함께 생활을 하면서도 늘 환경과 사물, 사건을 보는 시각을 달리한다. 이러한 시각 차이가 오해를 불러일으키기도 하며 때로는 말다툼이나 분쟁을 야기하기도 한다. 치료공동체는 이러한 갈등을 미연에 방지하고 해결하기 위하여 정직함을 강조한다. 서로의 오해를 방지하기 위함이다. 모든 모임에서 각 개인은 납득하지 못하는 부분이나 힘들게 느껴지는 부분을 터놓고 이야기하고 사소한 문제일지라도 서로 비판하지 않는다. 이러한 과정을 통해서 성격의 다양성에도 불구하고 서로 조화하고 수용할 수 있다는 것을 깨닫게 된다.

직원들은 공동체가족들에게 나이, 직업, 성장배경과 같은 차이점에도 불구하고 치료와 성장이라는 목표 아래 동등한 처우와 기회를 제공해야 하며 사적인 그룹이 만들어지지 않도록 감독하고 직원 스스로 편견이나 사람을 보는 그릇된 고정관념을 깨는 좋은 본보기가 되도록 노력해야 한다.

가족, 친구, 동료와의 관계

치료공동체의 궁극적 목적은 좋은 관계 훈련을 통해 공동체가족이 퇴소 후에도 부모, 배우자, 자녀, 이웃, 동료들과 좋은 관계를 유지하고 발전시킬 수 있도록 하는 것이다. 중독 문제는 주로 역기능적 관계에서 출발하고 관계를 악화시키는 주요 원인으로도 작용한다. 그렇기 때문에 치료공동체에 입소하면 우선 과거의 관계로부터 일정기간 단절하고 치료공동체 안에서의 관계에만 집중하는 노력이 필요하다. 안정적인 회복을 위해서는 역기능 관계로부터 탈출하는 것이 우선적 과제이다. 신입가족에게 일정기간 동안 외부로 편지와 전화 등을 제한하는 이유가 여기에 있다. 간혹 돌봐야 할 자녀들 걱정으로 치료공동체 생활에 집중하지 못하는 경우도 있는데, 이들은 자신이 중독 문제로 자녀를 돌보는 일에 실패했음을 인정하면서도 여전히 부모로서의 강한 책임감을 갖고 있다. 치료공동체는 먼저 자신을 돌볼 수 있는 능력을 갖춘 후 자녀를 돌볼 능력이 생김을 강조한다. 회복을 위해서 치료기간 동안은 부모와 자녀, 가족에 대한 책임보다는 자신에 대한 책임을 우선하도록 가르친다. 치료공동체 안에서 정서적 안정을 찾은 후에는 과거 역기능적 관계에 대한 새로운 조망이 생긴다. 유지해야 할 관계와 단절해야 할 관계가 있음을 스스로 깨닫게 된다. 일정기간의 단절이 있은 후에 다시 외부와 관계를 연결하는 것은 치료공동체에서 회복 중인 공동체가족뿐만 아니라 외부에 있는 그들의 가족, 동료들에게도 새로운 관계를 어색함 없이 받아들일 수 있도록 하는데 효과를 갖는다. 그리고 퇴소 후에 이러한 건강한 관계는 새로운 가치관과 더불어 그들을 지배하는 생활양식이 될 수 있다.

여성 치료공동체

중독 문제에 있어서 여성에 대한 사회적 기대와 평가는 더 엄격한 편이다. 그래서 중독을 겪는 여성들은 남성들에 비해 더 낮은 자존감과 수치심을 갖게 되며 불안감, 우울증 등 훨씬 복잡하고 힘든 감정을 안고 치료공동체에 참여한다. 또한, 남성 공동체가족과 달리 여성의 경우 성적, 육체적 학대 경험이 중독으로 이어지는 경우가 많아 남성에 대한 신뢰가 낮다는 특징을 안고 있다.

여성 치료공동체에서 근무하는 직원들이 특별히 주의해야 할 부분들이 있는데, 여성 공동체가족들은 남성에 비하여 서로 더 많은 관심과 돌봄을 보여주는 반면, 특정관계에 집착하거나 지나치게 의존하는 성향이 나타날 수 있기 때문에 인간관계의 다변화를 통해 자아의 독립과 사회성이 잘 유지될 수 있도록 도와주어야 한다.

성(性)과 관련된 문제

약물중독자의 경우 약물은 쉽게 비정상적인 성행위를 유발하고 이를 통해 왜곡된 성의식을 심어주는 경우가 많다. 치료공동체에서 생활하는 중독자의 많은 수가 성행위와 HIV, AIDS 등에 대하여 왜곡된 의식을 가지고 있으며, 남성의 경우 여성을 성적 도구로 여기는 성향도 있다. 더욱이 나이가 젊을수록 왕성한 성욕으로 동성애를 하거나 치료공동체에서조차 동성 성행위를 시도하는 경우도 발생한다. 이를 예방하기 위하여 치료공동체는 침대를 분리하여 사용하는 등의 환경적 노력을 해야 하며 올바른 성의식을 갖도록 교육과 치료에 많은 노력을 기울여야 한다. 치료공동체에서 교육 목적의 세미나는 중독 문제와 더불어 올바른 성의식을 심어주기 위한 교육에 더 많은 시간을 할애한다.

사례 토론

사례를 통한 토론과제

철수의 요청에 대한 올바른 치료공동체 전략은 무엇인지에 대하여 토론해 보자.

필로폰 판매 및 사용으로 체포되어 재판을 받았던 25세 철수는 징역형을 받을 처지였으나 그가 초범이라는 점과 최근 동거녀가 임신하여 부양할 책임이 있고 자신의 잘못을 깊이 반성하고 있다는 점을 들어 최소 6개월간의 치료명령과 보호관찰 처분을 받고 치료공동체에 입소하게 되었다. 심부름센터에서 일을 해오던 철수는 일을 하며 알게 된 사람으로부터 거액의 제안을 받고 소량의 필로폰 배달을 해왔으며 공급자의 권유로 자신도 사용하게 되었다. 고등학교 때 가출하여 중국집 배달원, 가스 배달원 등의 생활을 하며 혼자 지냈던 그는 올바른 사회관계를 배울 기회가 없었으며, 알코올중독자였던 아버지 때문에 가정에서의 부모 역할을 배울 기회도 없었다. 1년 전부터 경제력이 없는 한 여성을 만나 동거 생활을 하였고, 재판 도중 그녀가 임신 4개월이라는 사실을 알게 되었다. 치료공동체 입소 과정에서 그는 1단계 처우를 하는 동안에는 가족면회와 전화 사용 횟수가 제한된다는 이야기를 듣고 남편으로서 그리고 부모로서의 책임을 지금부터라도 충실히 하고 싶다는 점을 들어 가족면회와 전화 등을 더 자주 허락해 줄 것을 요청하고 있다.

토론 과제

1. 부모, 배우자, 자녀, 이웃, 동료 등 외부 관계를 건강하게 유지하고 발전시키기 위한 치료공동체 전략을 설명하시오.
2. 건강한 관계를 유지시키기 위한 직원들의 역할을 설명하시오.
3. 관계성 훈련을 위해 좋은 본보기가 어떠한 역할을 하는지 설명하시오.
4. 여성 치료공동체 가족의 특성에 대하여 설명하시오.
5. 공동체가족의 다양성의 대해 설명하시오.

에피소드 9

인정하지 않는다는 것, 그것은 알코올중독자들에게 공통적으로 나타나는 모습이다. 자신이 알코올중독자라는 것을 인정하지 않고, 알코올로 인해 누군가에게 피해를 주거나 음주운전 등 법규를 위반하여 처벌을 받는 경우라도 다른 사람에게 핑계를 돌릴 뿐 자신의 잘못이라고 잘 인정하지 않는다. 그래서 알코올중독 치료는 항상 중독과 책임을 인정하는 것에서부터 시작한다.

제이슨은 알코올중독으로 세 차례 음주운전을 했으며, 세 번째에는 접촉사고로 다른 사람을 다치게 했다. 법원에서 치료 명령을 받고 보호관찰소 치료공동체 시설에 입소했지만 여전히 자신의 책임을 인정하지 않는다. "집 근처에서 잠시 운전을 했을 뿐인데, 교차로에서 상대방 차량이 내 차를 보지 않고 돌진한 것이 사고의 원인이었다.", "경찰의 음주 측정 방법에 문제가 있었다.", "나는 중독 환자가 아니다. 가족과 판사가 억지를 부린다." 등의 핑계를 대며 치료공동체 신입면담에 임하고 있다. 이러한 책임회피는 제이슨만의 문제는 아니다. 어쩌면 미리 말맞추기라도 한 듯 알코올중독자들은 동일한 레퍼토리로 신입 절차를 시작한다.

음주운전을 반복하는 사람들이 만드는 흔한 실수가 있다. 다시는 술을 마시고 운전하지 않겠다는 결심이다. 그 결심이 진심이고 아무리 결연하다고 할지라도 처음부터 깨질 수밖에 없는 결심을 한 것이다. 음주운전의 경험이 한 번이라도 있는 사람은 '술 마시고 나서는 운전하지 않겠다.'가 아니라 '처음부터 술을 마시지 않겠다.'는 결심을 해야 한다. 결심은 뇌가 정상적으로 기능할 때 작용하는 것이지 일단 술이 들어가고 자동차 열쇠가 내 손에 있는 이상, 이 결심은 기억조차 되지 않는다. 술에는 모든 의지적 기억을 망각시켜 버리는 효과가 있기 때문이다.

알코올중독도 마찬가지이다. 적당한 음주로 알코올중독을 이겨내겠다고 하는 것은 어불성설이다. 왜냐하면 알코올중독이란 알코올이 뇌에 작용하면 모든 통제력을 잃게 만드는 질병이기 때문이다. 적당한 음주로 알코올중독을 이겨보겠다는 말은 옷을 입은 채로 물속에 들어가면서 옷이 젖지 않도록 노력하겠다는 말과 같다.

제이슨은 상습적으로 음주운전을 해왔다. 그가 적발된 것은 세 번에 불과하지만 훨씬 더 많은 순간에 자신과 타인의 생명을 담보로 무모한 행동을 해왔던 것이다. 이러한 사실은 치료공동체 3주차에 자신이 알코올중독자임과 절실한 도움이 필요하다는 사실을 인정하면서 그가 고백했다. 제이슨은 치료공동체에서 생활하는 처음 2주 동안 매우 힘겨워했다. 금단증상으로 힘겨워했으며, 자신의 책임을 인정할 수 없어 힘들어했다.

2주차를 넘어서면서 서서히 그의 마음에 동요가 일어나기 시작했다. 변화되어가는 동료들의 모습과 스스로 책임지는 그들의 모습을 통해 자신을 돌아보게 된 것이다. 그는 술을 끊을 수 없고, 끊고 싶지 않아 자신을 합리화시켰을 뿐이라는 것을 알았다. 어떻게든 책임을 외부로 돌려야만 자신이 계속해서 음주할 이유를 만들어 낼 수 있기 때문이었다. 3주차에 그는 극적인 변화를 만났다. 용기를 내어 자신의 잘못과 책임, 그리고 알코올 앞에서의 무력감을 동료들 앞에서 솔직하게 고백한 것이다. 동료들의 격려와 열렬한 지지가 있었다. 제이슨의 태도가 바뀌고 많은 것이 달라졌다. 그는 원망의 대상이었던 치료공동체가 감사하기까지 하다고 말한다. 남은 몇 개월 동안 제이슨은 회복의 노력과 새로운 삶의 태도에 대하여 배우고 내면화시켜가는 과정을 거치게 될 것이다. 그리고 새로운 삶의 가치관은 그와 같은 태도를 가지고 입소하는 다른 신입 공동체가족에게 좋은 본보기로 전달될 것이다.

매일 아침, 공동체가족들과 공동체 신조를 낭독하는 그의 모습에서 새로운 삶에 대한 희망과 의지를 발견한다.

10

중독치료를 위한 치료공동체 운영 매뉴얼

치료공동체의 사회적 조직구성과 시설환경

치료공동체는 병원이나 치료소와 같이 입소자를 단지
치료를 받는 수동적 객체로만 인식하지는 않는다.
오히려 입소자는 치료의 주체로서 능동적 자리에 있다.
가정집과 같은 편안한 분위기 안에서 서로를 돌보며 진실한
의사소통을 하도록 하는 것이 치료공동체가 추구하는 방향이다.
또한, 치료공동체는 직장과 같은 위계질서 속에서
사회적응도를 높이고 학교와 같은 교육 프로그램을
통해 올바른 삶에 대한 목표를 이루어갈 수 있도록 돕는다.

이번 단원은 치료공동체의 물리적 환경과 사회구조화된
업무 분담 형태를 설명하고 이를 통한 회복의 과정을 설명한다.

위계적 조직구성

치료공동체는 위계적 조직을 갖추고 있다. 치료공동체의 모임과 의사소통, 작업은 조직적 체계 속에서 이루어지며 조직도는 가장 잘 보이는 곳에 걸어 놓는다. 조직도에는 각 사람의 성명과 지위, 그리고 그들의 치료단계를 기록한다. 공동체가족은 조직도 속에 자신의 역할과 위치가 변화할 때마다 필요한 의사소통 기술과 책임감, 리더십을 익히게 된다. 어떤 역할을 부여할지에 대한 결정과 승진은 매우 주의 깊게 이루어져야 하며, 조직에서 위치가 높아지거나 낮아지는 것은 평소 공동체 생활에서 보여주는 행동이 고려되어야 한다. 조직에서의 역할과 승진은 항상 공동체가족들에게 어떤 교훈을 줄 수 있는지를 고민하는 가운데 이루어져야 하며 단지 리더십이 있다거나 공동체에 기여할 수 있다는 이유만으로 평가하지 않아야 한다.

사회구조화된 위계조직

사회구조화된 위계조직은 공동체가족으로 하여금 친사회적인 행동과 태도를 배울 수 있도록 한다. 치료공동체의 사회적 구조는 공동체가족으로 하여금 위계질서에 따른 관계학습과 체계적 시스템에 적응하는 시스템 적응학습, 다른 사람과 커뮤니케이션하는 방법을 배우는 의사소통 학습, 그리고 정해진 일과에 따라 함께 활동하는 공동체 학습을 해나갈 수 있도록 하는 데 따른 것이다.

① 위계질서에 따른 관계 학습

중독 환자들은 직장이나 소모임 등 건전한 사회조직에서의 경험이 없는 경우가 많다. 정상적인 조직 생활을 하다가 중독에 빠져든 경우라도 상사 혹은 동료와 원활한 관계를 맺지 못하고 부적응 태도로 일관했던 경험을 갖고 있다. 치료공동체를 위계질서를 갖는 사회조직 형태로 운영하는 것은 위계조직에 따라 서로 달라지는 역할과 책임을 경험할 수 있도록 하기 위함이다. 위계질서 속에 자신의 행동이 다른 사람들에게 어떻게 영향을 미치는지 알도록 하기 위함이며, 다른 사람의 행동이 자신에게 어떻게 영향을 미치게 되는지 경험하도록 하기 위함이다. 또한, 상 · 하 관계에서 커뮤니케이션하는 요령과 문제를 해결하기 위해 협력하는 방법을 배우도록 하기 위함이다.

② 체계적 시스템을 통한 시스템 적응 학습

중독으로 인하여 소외된 생활을 한 기간이 길수록 사회 시스템 전반에 대한 불신과 비난, 두려움이 크게 자리 잡는다. 자신의 문제에 대한 책임을 사회에 전가하거나 다른 사람을 비난하며 사회에 동화되기를 거부한다. 치료공동체는 사회의 시스템을 신뢰할 만한 것으로 받아들이도록 돕는다. 책임완수에 따른 적절한 보상과 실패에 대한 격려로 목표에 대한 점진적 성취를 가르치고 시스템이 개인에게 어떻게 도움을 주는지 알 수 있도록 한다.

③ 의사소통 학습

의사소통 문제는 중독 환자가 해결해야 할 중요한 과제이다. 사회 조직 속에서 지나치게 회피적인 태도를 보이거나 과장된 반응을 하는 것은 원활한 의사소통을 방해하고 그들을 외톨이로 만든다. 그들은 조직 안에서의 의사소통 기술을 제대로 배울 기회를 얻지 못했다. 오히려 역기능 가정이나 비행문화 속에서 잘못된 의사소통 방법을 배운 경우가 많다. 치료공동체는 자신의 경험과 감정을 정직하게 이야기하고 열린 태도로 듣는 방식을 가르친다. 신입 입소자의 경우 처음에는 이러한 분위기에 대해 불신과 거부감을 보이며 필요한 경우라도 도움 요청하기를 꺼린다. 하지만 점차 리더의 본보기와 동료들의 상호 돌봄의 태도로부터 자신도 동화되어 가는 것을 느끼게 된다.

④ 정해진 일과에 따라 함께 활동하는 공동체 학습

중독에 빠져 지내던 사람들은 매우 불규칙한 생활 습관을 갖고 있다. 그들은 기상시간과 취침시간이 매우 불규칙적이고 식사시간도 일정하지 않다. 그리고 여가 시간을 어떻게 활용해야 하는지 몰라 일상이 매우 흐트러져 있으며, 어떤 중장기 계획을 세우더라도 쉽게 포기하고 만다. 치료공동체는 아침 7시 기상해서 저녁 11시 취침하는 시간까지 정해진 일과에 따라 생활하며, 아침모임, 세미나, 저녁모임 등 각종 모임과 작업시간을 빡빡하게 따라간다. 이러한 일정들은 규칙적인 생활을 배울 수 있도록 하고, 주간, 월간 단위로 목표가 있어 목표 달성을 위한 단계별 노력을 하도록 하고 있다. 여가시간을 활용하여 할 수 있는 일들을 가르치고 시간관리하는 법을 배운다. 시간관리는 중독 환자가 매우 중요하게 익혀야 할 부분이다. 시간관리에 실패하고 짜임새 있는 계획표가 없어지면 잉여시간이 많아지고 약물에 대한 욕구가 점차 늘어나기 때문이다.

치료공동체의 물리적 환경

치료공동체의 주거시설 및 활동공간은 공동체 감각을 유지하면서 서로 치료적 도움을 주고받을 수 있도록 꾸며져야 한다. 치료공동체의 수용규모는 10명 내외의 공동체가족이 지낼 수 있는 가정집 규모에서부터 수백 명이 지낼 수 있는 교정시설까지 다양하지만 대개의 경우 40~80명 정도의 규모가 가장 적당하다. 시설 규모에 상관없이 실내는 가정집과 같은 편안한 분위기를 만들어주고 항상 청결하고 정리정돈이 잘 되어 있는 상태를 유지하도록 하는 것이 치료에 필수적이다. 시설물을 항상 깨끗하게 관리하고 유지하는 것은 시설관리 측면에서 뿐만 아니라 공동체가족의 자기관리 측면에서도 커다란 도움이 된다.

출입과 안전

치료공동체는 폐쇄시설이 아니다. 하지만 안전과 치료의 목적으로 일부 시설에 접근을 제한할 수 있으며 야간에는 모든 출입문을 잠그는 것이 원칙이다. 특히 치료에 방해가 되는 과거의 환경으로는 접근할 수 없도록 조치하여야 한다. 교도소, 보호관찰소, 병원 등 안전요원이 필수적으로 근무해야 하는 경우가 아니라면 일반적으로 제복 경비원을 두지 않으며 치료공동체 직원이 안전에 대한 책임을 함께 수행한다. 공동체가족 중에는 과거에 범죄로 체포된 경험이 있는 사람이 많고, 제복 경비원과 함께 생활하는 것은 그들에게 심리적 부담감을 줄 수 있기 때문이다.

치료공동체의 내부시설

치료공동체 시설은 운영, 교육, 치료, 프로그램 활동에 필요한 공간들을 포함한다. 어떤 치료공동체는 가정집 행태를 갖추고 소규모로 운영되는가 하면 큰 건물 내에 다양한 시설을 갖추고 운영되는 경우도 있다. 다양한 크기와 형태에도 불구하고 치료공동체 공간은 공동사용 공간과 사적인 공간, 그리고 특별 공간이 구분되어 있다. 공동사용 공간에는 라운지와 거실, 식당, 강의실, 공동의 취침 공간, 여가 활동을 위한 공간 등이 있으며, 사적인 공간으로 상담실, 직원 사무실, 직원 회의실 등 공동체가족에게 허가 없이 출입이 금지되는 공간이 있다. 그리고 특별 공간에는 화장실이나 조리실, 세탁실 등이 포함된다.

식당

식당은 공동체 생활에서 가장 넓은 공간을 차지하며 직원과 공동체가족 그리고 동료 상호간 가장 많은 교류가 일어나는 장소이다. 올바른 식사 예절과 대화 방법 등을 배우고 비공식적인 대화를 통해서 서로에 대하여 더 많은 것을 알아간다. 부탁하며 말하는 방법과 감사하며 말하는 방법 그리고 상대방에 대한 존중과 배려를 배우게 된다. 식당에서는 가급적 매일 다른 사람과 함께 앉아 식사하도록 독려한다.

조리실

조리실은 출입이 자유로운 장소는 아니며 지정된 사람만 출입이 가능하도록 하고 한 명 이상의 직원이 음식의 주문과 저장, 조리 과정, 청결 상태를 감독하도록 한다.

라운지

라운지는 비공식적 대화를 나누거나 TV를 보고 음악을 듣는 등의 휴식공간이다. 휴식을 취할 수 있도록 편안한 소파를 제공하고 라운지 이용시간은 하루 중 특별한 활동이 없는 시간과 주말로 제한된다. 간혹 라운지는 생활 에티켓에 대한 교육이나 가벼운 주제에 대한 토론의 장소로 활용되기도 한다.

강의실 / 토론실

강의실에는 책상과 의자, 칠판, 컴퓨터 그리고 프로젝터와 스크린 등 강의에 필요한 물품들을 갖추어 둔다. 또한, 교과 교육, 직업 교육 등 특수한 목적에 따라 필요한 설비들을 갖춘 방이다.

응접실 / 안내데스크

안내데스크는 치료공동체 정문 출입구가 보이는 곳에 위치하고 24시간 직원이 앉아 출입을 관리한다. 출입자의 신원을 기록하고 방문자 및 소포물 개봉 등의 업무를 수행한다. 공동체가족이 사용하는 전화는 안내데스크에 두고 통화 내용을 직원이 감독할 수 있도록 한다. 안내데스크 앞 응접실에 생각의자를 두고 징계 중인 공동체가족이 앉아 자신을 성찰하도록 하는 용도로 사용하기도 한다.

토론 과제

1. 치료공동체를 위계질서를 가진 조직형태로 운영하는 목적을 설명하시오.

2. 치료공동체에서 위계질서를 통해 학습할 수 있는 것들은 무엇인지 설명하시오.

3. 치료공동체의 주요 내부시설에 대하여 설명하시오.

에피소드 10

제인의 아버지는 상습 마약 판매 및 중독 범죄로 8년째 교도소에 수감 중이며, 어머니는 알코올 및 헤로인 중독으로 수년 전 돌아가셨다. 제인 역시 메스암페타민(일명 필로폰)을 상습적으로 사용해 오다가 법원의 명령으로 보호관찰과 치료공동체 입원을 명령받았다. 그녀의 성장 배경과 가정환경은 이곳 치료공동체에서 그리 특이한 스토리는 아니다. 특이한 것은 그녀가 언뜻 보아서는 마약 같은 것과는 전혀 어울리지 않을 지적이고 청순한 외모의 소유자라는 점이다. 배움을 위해 치료공동체를 견학하는 방문자들이 있을 때마다 그녀에게 듣기 지겹도록 하는 말이 있다. "I don't understand why such a beautiful woman like you uses a drug! (나는 당신같이 아름다운 분이 마약을 사용한 이유를 이해할 수가 없어요!)" 물론 못생긴 사람만 마약을 해야 된다는 뜻이 아니다. 그녀가 교양 넘치고 지적인 외모를 가지고 있기 때문에 긍정적 편견으로부터 의문을 갖고 질문을 한 것이다.

그녀는 두 명의 자매와 함께 성장했다. 어린 시절에는 부유하지는 않았지만 부모님이 올바른 양육환경을 갖추고 세 명의 자녀를 양육했다고 한다. 문제가 시작된 것은 그녀가 아홉 살이던 때 아버지가 실직하고 친구와 함께 마약 중간상을 하기 시작하면서부터였다고 한다. 아버지가 경찰에 체포되어 교도소에 수감되자 어머니는 자신의 책임을 다하는 대신 매일 술을 마시는 쪽으로 도망쳤다. 자연스럽게 세 아이는 방치된 환경에서 자라야 했다. 아버지는 출소 후에도 마약 판매와 사용을 반복했고, 어머니는 점차 알코올에 중독되어갔으며 마침내는 헤로인을 사용하다가 길에서 돌아가셨다고 한다. 그때 제인은 고작 열네 살이었다. 그때부터 대리 가정에서 자라면서 부모에 대한 원망과 사회에 대한 적대감을 키웠고, 성장하며 자신이 파멸할 수도 있다는 걸 알면서 스스로를 마약이라는 낭떠러지로 내몰았다고 한다.

"내가 정말 살고 싶었다면 마약을 하지 않았겠죠. 어머니가 마약으로 거리에서 비참하게 돌아가셨고, 아버지가 평생을 교도소에서 살아가면서도 마약으로부터 벗어나지 못하는 것을 보았는걸요." 제인이 이야기를 이어간다. "물에 빠져 죽으려고 했었어요. 하지만 그냥 죽는 것보다는 마약을 하다 죽으면 그 방법이 날 버린 부모에게, 그리고 이 사회에 복수하는 길이라고 생각했었죠. 그래서 1년 넘게 마약을 사용했어요." 그녀의 눈에 눈물이 맺혔다.

제인은 음식점에서 서빙을 하며 생계를 유지하고 마약을 구입할 돈을 마련했다. 그녀의 약물 사용을 눈치 채고 미래를 걱정한 고용주가 그녀를 신고하고 법원에 탄원서를 제출하여 치료공동체에 오게 된 것이다. 그녀는 처음에 치료공동체 입소를 강력하게 거부하고 교도소 수용을 선택했다고 한다. 하지만 교도관의 설득과 재탄원으로 법원에서는 그녀에게 보호관찰 및 치료라는 선처를 베풀어준 것이다. 제인은 1년 동안 치료공동체에서 생활했다. 지금은 공동체리더로서 다른 사람들에게 새로운 삶에 대하여 가르치고 사회에 복귀할 준비를 하고 있다. 지난 6개월 동안 미용기술도 배웠다.

"이제 모든 것을 용서했어요. 아버지도 용서했고, 어머니도 용서했어요. 포기하고 죽으려 했던 제 자신도 용서했어요. 모든 것을 용서하고 나니 용기가 생기더라고요." 그렇게 말한 것과는 달리 그녀는 고개를 떨구며 말했다. 말처럼 쉽게 용기가 나지는 않은 모양이었다.

제인은 이제 한 달 후면 사회에 복귀한다. 1년 동안의 중독자 생활과 1년간의 치료공동체 생활, 그렇게 지난 2년간 사회로부터 멀어져서 생활했다. 그녀에게 사회로 돌아가 생활한다는 것은 두려운 일일 것이다. 수많은 재활 실패를 옆에서 보아왔기 때문에 더 두렵다고 한다. 하지만 그녀는 치료공동체를 통해 실패 사례보다 더 많은 성공 사례를 만났고 재활을 위해 힘겨운 싸움을 해나가는 동료들을 만났다. 퇴소 후에도 그녀는 12단계 지역모임에 참석하여 자신을 격려하고 지지해줄 동료들과 함께할 것이다. 그녀가 아름다운 외모 이상으로 아름다운 삶을 살아가길 기대한다.

11

중독치료를 위한 치료공동체 운영 매뉴얼

치료공동체 규칙과 상벌제도

치료공동체에는 공동체가족들이 신체적,
정신적으로 건강하고 안전한 생활을 영위하면서
회복과 성장을 이룰 수 있도록 하는 규칙들이 있다.
여기에는 엄격한 금지규정, 행위규정,
생활규정이 있으며 규정을 위반할 경우 처벌과 개입이 따른다.

이번 단원은 치료공동체의 규칙과 징계의 종류
그리고 개입의 정의와 종류에 대하여 설명한다.

치료공동체 규칙

치료공동체 규칙은 공동체가족들로 하여금 신체적, 정신적으로 건강한 생활을 하면서 친사회성을 갖도록 하는 중요한 요소이다. 규칙을 따름으로써 공동체가족들은 점차 치료공동체 속에서 안전함을 느끼고 회복과 성장을 위한 노력에 더 많이 집중할 수 있다.

엄격한 금지규정

- 폭력행위 금지
- 언어 협박이나 위협적인 행위 금지
- 약물이나 알코올, 위험한 물건 반입 금지
- 성적 행위 금지

위반 시 치료공동체로부터 높은 강도의 처벌을 받거나 자동적으로 퇴소 조치되는 규정으로 폭력, 약물, 성적 행위가 여기에 해당한다. 이외에도 보호관찰 중이거나 가석방 중일 때에는 관련 규정을 위반하여 법률에 따라 퇴소 조치되는 경우도 발생할 수 있다.

행위규정

- 절도 등 법에 저촉되는 행위를 하지 말 것
- 고의로 타인의 물건을 훼손하지 말 것

- 허가되지 않은 물품을 몰래 들여오지 말 것

행위규정에 해당하는 행위는 공동체생활뿐만 아니라 사회에서도 범죄로 비난받는 행위를 말한다.

생활규정

- 직원과 공동체 리더의 지시를 따를 것
- 시간을 엄수할 것
- 단정한 복장을 유지할 것
- 충동적으로 행동하지 말고 서로에게 예의를 지킬 것
- 다른 사람에게 돈이나 물건을 대여하지 말 것
- 직원의 허락 없이 다른 사람으로부터 금품 수수를 하지 말 것

생활규정은 공동체 생활의 질서와 안전을 위해서 필요한 규칙이며, 개인의 성장과 발전을 촉진하고 생활 습관을 만들어 주기 위한 규칙들이다. 위반 시 구두경고나 서면경고를 받을 수 있고, 반복될 시 강등이나 특권상실 등의 조치로 이어지게 된다.

경고와 처벌

구두경고와 서면경고

회복과 올바른 삶의 목표에 저해되는 태도나 행동에 대해서 동료 혹은 직원들에 의해서 구두경고나 서면경고를 받게 된다. 경고는 비교적 경미한 규정 위반이나 규정에는 어긋나지는 않더라도 여전히 회복 과정에 방해가 될 만한 행동을 한 때에도 받게 된다.

① 구두경고

다른 공동체가족의 부적절한 행동에 대하여 수정을 요구하는 것으로 참만남모임에서 또는 승급 심사 시 피드백을 제공하는 형식으로 이루어지며 구두경고를 받은 공동체가족은 다음을 준수해야 한다.

- 변명 없이 듣기만 한다.
- 행동을 즉시 수정한다.
- 피드백에 대한 고마움을 표현한다.

② 서면경고

서면경고가 되는 메모는 동료나 직원들이 공동체가족의 부적절한 언행이나 행동에 대하여 기록하고 메모박스에 넣은 후, 참만남모임을 통해 전달하고 피드백을 제공하는 형식으로 이루어진다.

공개변론 (Talking Tos)

일반적으로 구두경고나 서면경고 후에도 태도와 행동이 변화되지 않고 지속되었을 때 모임에서 공개적으로 원인을 따지고 시정을 촉구하게 된다. 공개변론은 직원들이 참여한 가운데 진행되며 당사자의 의견을 듣는다. 그리고 직원은 부적절한 행동과 그 행동이 공동체에 어떻게 영향을 미치게 되는지 설명한다.

구두삭발 (Verbal Haircuts)

머리를 짧게 자르는 삭발은 일반적으로 우리가 특별히 의지를 다지거나 변화를 이루고자 할 때 하는 개인적 의식이다. 구두삭발은 이러한 의식을 말로 행하는 것이다. 행동수정이 요구되는 공동체가족은 직원과 지정된 동료들 앞에 똑바로 서고 정중한 태도로 구두삭발식에 참여한다.

- 영어로는 "Verbal haircuts"이라 부른다.
- 말로 하는 가장 높은 수준의 징계이다.
- 직원에 의해서만 시행되며 훈계 방식으로 진행된다.
- 공동체가족은 직원과 참여한 동료들 앞에 똑바로 서고 정중한 태도로 경청한다.

개입

개입은 치료공동체 가족이 경고 수준의 조치에도 아무런 변화 없이 지속적으로 규정을 위반할 때, 단순한 과제 부여에서부터 퇴소조치까지 필요한 행동적 조치를 취하는 것이다.

가벼운 규정위반에 대한 개입

① 과제 부여

비교적 가벼운 규정위반에 따른 조치로 반성문 쓰기, 독후감 과제 등 특별과제를 부여한다.

② 강등

치료공동체 조직구조에서 하위 레벨로 강등시킨다. 바로 아래 단계 혹은 처음 단계로 돌아갈 수 있다.

③ 침묵과제

욕설, 고함, 험담 등 부정적 언행이 문제가 되었을 때 내려진다. 일정기간 동안 다른 공동체가족들과 서로 대화하는 것을 금지한다.

④ 특권 상실

전화 사용 금지, 여가시간 박탈, 외출 통제 등 규정위반 행위에 상응하는 정도의 일부 특권을 제한하거나 상실시킨다.

중대한 규정위반에 대한 개입

① 재부팅

치료단계와 작업단계 등 모든 처우가 처음 시작하는 단계로 돌아간다.

② 치료시설 변경

공동체가족들과 심각한 문제를 일으켰으며 회복이 곤란할 때, 다른 치료시설로 옮기는 조치를 취하게 된다.

③ 퇴소조치

엄격한 금지규정의 위반이나 다른 사람에게 위해를 가할 염려가 있을 때, 혹은 수차례의 설득에도 자발적으로 치료를 포기하고자 할 때 취하는 조치이다.

④ 프로그램 배제

일정기간 치료공동체의 모든 프로그램이나 모임에서 배제하고 프로그램이 진행되는 동안 시설물 관리, 청소 등을 하거나 다른 과제 수행을 하게 된다. 특별한 과제가 없을 때에는 라운지에 마련된 생각의 자에 앉아 자기 성찰의 시간을 갖기도 한다.

⑤ 격리

극심한 분노 등으로 다른 공동체가족에게 위험이 된다고 여겨질 때, 격리를 통해 혼자 생각할 시간을 부여한다.

개입통지서

이름	
통지일	
문제가 된 행동	
개입종류	
개입목적	
공동체가족들의 의견	

사례 토론

사례를 통한 토론과제

각 사례에서 직원 혹은 치료공동체 리더로서 해야 할 조치들에 대하여 토론해 보자.

- 사례 1

철수는 치료공동체에 입소한 지 2주가 되었다. 그에게 처음 부여된 작업은 식당에서 청소하고 의자를 정리하는 등의 일이었다. 그가 일을 대충 했기 때문에 음식물이 바닥에 떨어져 있거나 의자가 아무렇게나 놓여 있는 등의 일이 많았다. 직원 혹은 공동체 리더는 철수에게 어떤 조치를 고려할 수 있겠는가?

- 사례 2

동혁은 모임에서 몸을 자주 움직이면서 산만한 태도를 보이고 공책을 바닥에 놓아다 집었다 하는 등 집중하지 못하는 행동을 했다. 이러한 행동이 다른 사람의 대화 진행을 방해할 수 있어 직원은 동혁에게 좀 더 진지한 태도로 모임에 집중해 줄 것을 주문하였다. 다음날 아침 모임에서 다시 동혁은 같은 태도를 보였고 이번에는 그의 동료가 참 모임만남에서 이러한 행동이 개인이나 전체의 회복을 위한 노력을 방해한다는 사실을 주지시키며 피드백을 주었다. 셋째 날, 동혁은 자신의 태도를 고치려 하지 않고 "나는 주의력 결핍 과잉행동장애가 있는 사람이다. 가만히 앉아 있는 것이 너무 힘들다."라고 말하며 적대적으로 반응했다. 동혁에게는 어떤 조치가 고려될 수 있는가?

● 사례 3

선희는 2달 동안 치료공동체에서 생활했다. 그녀는 아침에 일찍 일어나는 것을 힘들어했고 아침모임에 늦는 일이 잦았다. 때로는 아침 모임이 끝난 후, 다시 잠자리에 들어가 아침 식사를 건너뛰는 일도 있었다. 그녀의 동료는 참만남모임을 통해 그녀에게 도전 메모를 주었다. 그녀는 "나는 아침에 일어나는 것이 쉽지 않다. 나는 저녁에 더 활동적인 사람이다."라고 변명을 한다. 상담자로서 그녀에게 어떤 조치를 취하겠는가?

선희는 위의 조치에도 그녀의 행동에 변화를 보이지 않는다. 오히려 그녀는 낮에 열리는 세미나나 저녁모임에도 늦는 일이 많아졌다. 모임의 리더는 그녀의 태도가 공동체 분위기를 망치고 있다고 이야기한다. 선희에게 어떤 조치가 필요하겠는가?

● 역할학습

아래 상황에 대하여 각자의 역할을 맡아 역할학습을 진행한다.

진호는 치료공동체에서 생활한 지 6개월이 되었다. 그는 2단계(변화단계) 처우를 받고 있던 중에 외출 후 몰래 담배와 알코올을 숨겨 들어와 신입가족과 함께 사용한 책임으로 1단계(입소단계)로 강등되었다. 그의 작업 책임도 생활반장에서 부서원으로 강등되고 화장실 청소를 맡게 되었다. 그는 모범을 보여야 할 신입가족을 대상으로 음주행위에 끌어들였다는 점에서 처벌이 더욱 무거웠다. 그는 스스로의 책임은 인정하고 있으나 강등 조치가 너무 가혹하다고 여기고 있으며, 계속해서 불만을 토로하며 모임 출석과 작업을 태만히 한다. 직원이 그의 태도를 지적하자 그는 충동적으로 행동하며 치료를 그만두겠다고 한다. 진호는 보호관찰 중으로 치료를 중단하면 교도소로 보내진다. 진호는 교도소 생활을 원하지는 않지만 계속되는 비난에 감정을 억제하지 못하고 있다.

- 공동체 리더 1: 진호의 즉흥적인 감정을 누그러뜨리는 역할을 한다. (공감을 통해 격앙된 감정을 진정할 수 있도록 돕고 그동안의 노력을 격려한다.)
- 공동체 리더 2: 현재의 문제를 정확히 인식하도록 충고하고, 충동적 행동의 결과가 무엇인지 알 수 있게 돕는다.
- 직원: 치료공동체의 원리 속에 진호의 강등조치가 왜 필요한 조치였으며, 회복과 변화에 왜 도움이 되는지를 설명한다.
- 진호: 자신의 감정을 솔직하게 이야기한다.

토론 과제

1. 치료공동체에서 지켜야 할 세 가지 규율의 종류 및 내용에 대하여 설명하시오.

2. 구두경고와 서면경고의 종류와 방법에 대하여 설명하시오.

3. 개입의 종류와 방법에 대하여 설명하시오.

에피소드 11

중추신경 흥분제에는 대표적으로 메스암페타민과 코카인이 있는데, 천연 마약인 코카인은 대량생산이 가능한 다른 합성 마약과 비교하여 훨씬 비싸기 때문에 상류층 마약으로 알려져 있다. 특히, 미국에서는 스트레스가 많은 정치인이나 언론인, 법조계 인사들 가운데 코카인 사용으로 문제가 된 사람의 보도를 자주 접하게 된다. 스트레스를 없애주고 자신감을 높여 주면서도 일상생활에 큰 지장이 없이 사용할 수 있기 때문에 중독의 위험을 감수하고 사용하는 것이다. 또한, 코카인은 외형상으로는 잘 드러나지 않으며 몸에서 분해가 빨라 36시간이 지난 후에는 소변에서도 잘 검출되지 않아 적발 위험이 비교적 낮고 장기간 사용하고도 겉보기에는 별다른 문제가 없는 것처럼 보일 수도 있다.

저스틴은 유명 법률회사의 변호사이다. 음주운전으로 조사를 받던 중 코카인 성분이 모발에서 검출되어 치료 조건으로 기소가 유예되었다. 치료공동체에 입소한 이후 가족과 회사 동료들이 찾아와 가끔씩 그를 격려하고 돌아갔다. 다행히 입원 치료가 병상 휴가로 처리되어 치료를 잘 마치고 나면 다니던 법률회사에 복직할 수 있도록 해주겠다는 약속도 받았다. 저스틴은 다른 신입 입소자들과 마찬가지로 자신이 중독자임을 인정하지 않는다. 1년 넘는 기간 동안 정기적으로 코카인을 사용해 왔음에도 충분히 조절 가능하며 마음만 먹으면 언제든 스스로 중단할 수 있다고 믿고 있다. 신입 상담이 진행되는 동안 그는 사회의 하류문화에 속한 다른 공동체 사람들과 함께 생활하며 그들과 동일한 취급을 받는 것이 견디기 힘들다고 고백했다. 치료공동체 원리와 상호치료의 원리를 배우면서도 삶의 배경과 지식 수준, 교양 수준이 서로 다른 사람이 상호적 도움을 줄 수 있다는 사실을 인정하기 힘들다고 말한다. 그는 그저 상담치료사와 상담하면서 책을 읽고 적당한 치료기간이 지난 후, 면죄부처럼 치료되었다는 확인서를 받고 다시 일상으로 돌아가고 싶어한다.

저스틴은 치료공동체 생활로 인해 심한 스트레스를 받고 있으며 불면증, 가슴 통증, 불안감, 허탈감, 우울증 등이 생기고 있다고 이야기한다. 하지만 이러한 증상은 코카인 중독에 따른 금단증상일 뿐이다. 저스틴이 불안해하고 있을 때, 그에게 유일한 친구가 되어준 사람은 마이클이었다. 마이클은 차분한 성격으로 다른 사람 일에 별로 간섭하거나 끼어드는 일은 없었지만 저스틴에게 법률적 문제를 자주 묻곤 했다. 저스틴과 마이클은 내성적이면서 외부환경에는 별 관심이 없다는 공통점이 있다. 그리고 코카인에 중독되어 치료공동체에 들어왔다는 공통점도 있다. 마이클은 공동체생활을 한 지 6개월째이다. 부동산 중개회사에서 일하던 그도 저스틴과 비슷한 이유로 치료공동체에 들어오게 되었으며 처음에는 저스틴과 마찬가지로 자신이 중독자임을 인정하지 않았다. 6개월이 지난 지금, 마이클은 오히려 자신의 나약함에 두려움을 표현한다. 가끔씩 찾아오는 마약에 대한 강렬한 욕구는 6개월이 지난 시점에서도 계속되고 있기 때문이다. 하지만 마이클은 회복을 위한 겸손함을 충분히 배웠으며 유혹에 대처하고 이겨낼 수 있는 연습도 했다. 자신과 동일하게 중독을 인정하지 않고 힘들어하는 저스틴을 지켜보고 있지만 특별히 그에게 조언을 하지는 않는다. 말을 통해 마음을 변화시킬 수 있었다면 신입 상담 과정에서 벌써 이루어졌을 것임을 알기 때문이다. 마이클은 자신의 생활을 통해서 회복 과정을 보여주고 있다. 어쩌면 사회적으로 훨씬 하찮아 보이는 공동체 리더를 존중하고 겸양한 언어를 사용하여 동료를 대하는 마이클을 보며 저스틴은 그들을 무시하는 자신의 태도가 부끄러웠을 것이다.

회복의 첫 단계는 중독 앞에 무력했던 자신을 인정하고 주변에 도움을 기꺼이 요청하고 받아들이는 것이다. 저스틴의 자아가 깨지고 회복을 위한 첫 발을 내딛는 데는 두 달이라는 시간이 걸렸다. 그리고 마이클의 역할이 중요했다. 비록 마이클은 훌륭한 언변으로 다른 사람을 설득하는 재주는 없었지만 삶을 통해 좋은 본보기가 되어 주었으며, 저스틴의 훌륭한 지지자가 되어 주었다. 치료공동체는 자기치료와 상호치료의 원리를 토대로 운영된다. 상호치료는 말로 하는 치료가 아니라 서로의 보살핌을 이야기한다. 백 마디 말보다 한 가지 행동으로 보여주는 생활 속의 관심과 모범이 훨씬 더 큰 치료 효과를 발휘한다는 것을 저스틴과 마이클을 통해서 배우게 되었다.

12

중독치료를 위한 치료공동체 운영 매뉴얼

작업을 통한 회복

청소, 정리정돈, 시설관리, 주방보조, 행정보조와 같은
치료공동체 작업의 목적은 치료공동체의 효율적인
운영과 함께 사회적 활동을 통한 치료에 있다.
작업을 통해 직업윤리와 책임감, 일의 가치,
자기관리 능력 등을 배우고 익힐 수 있도록 하는 것이다.

이번 단원은 치료공동체 작업의 목적과 작업을 통해
치료를 증진시키는 원리, 그리고 작업에 대한
책임과 조직화된 작업의 역할을 설명한다.

치료공동체 작업의 역할

치료공동체에서 공동체가족이 각자의 역할을 맡아 작업을 하고 조직화된 구조를 갖는 것은 다른 중독치료 프로그램들과 구별되는 치료공동체만의 특징이다. 대부분의 치료 프로그램들은 치료와 직업에 관련된 교육을 구분하고 직업 관련 교육은 치료 후의 일로 평가한다. 하지만 치료공동체 프로그램이 직업을 갖기 위한 기술이나 지식을 직접적으로 가르치지 않더라도 작업을 통한 직업윤리와 직장의 조직화된 구조, 책임감 등을 배우는 것은 치료의 핵심 과정이다. 치료공동체 프로그램은 회복을 위해 개별상담, 공동체모임, 그리고 일상에서의 작업, 이 세 가지를 핵심요소로 여긴다. 사회구성원으로서의 올바른 삶의 원리를 배우는 데 이 세 가지가 통합적으로 작용하기 때문이다.

치료공동체 작업은 보수나 유지 등의 시설물 관리에서부터 주방보조, 청소, 세탁, 행정보조, 전산업무, 회계업무 등 다양한 분야에서 이루어진다. 그리고 이러한 작업을 위한 조직화된 구조를 가지며, 조직에서의 위치에 따라 작업 내용과 책임이 달라진다.

작업을 통한 회복과 치료

중독 문제로 치료공동체에서 치료를 받는 사람들 대부분은 사회에서 낙오되어 살아왔거나 정상적인 삶을 살아오다가 중독으로 인해 낙오된 경험을 가지고 있다. 이들은 직업을 갖기 위한 지식이나 기술이 부족하고 직장에서의 관계구조에 대한 충분한 이해를 갖고 있지 못하다. 치료공동체에서는 작업을 통해 이런 사람들에게 사회적, 개인적 정체성을 갖도록 한다. 더욱이 치료공동체 후반부 혹은 퇴소 후에 이어지는 직업기술교육에 있어 공동체에서의 작업은 기술교육 이전에 갖추어야 할 근로의식과 직업윤리를 먼저 배울 수 있도록 한다.

위계질서를 갖춘 조직구조

치료공동체의 작업은 위계질서를 갖춘 조직구조를 통해 이루어진다. 이는 직장 안에서의 조직 구성과 역할 그리고 책임을 배울 수 있도록 승진 시스템을 갖추고 있으며 조직구조 안에서 개인의 책임과 역할이 배분된 가운데 이루어진다.

▼ 치료공동체 조직 구조

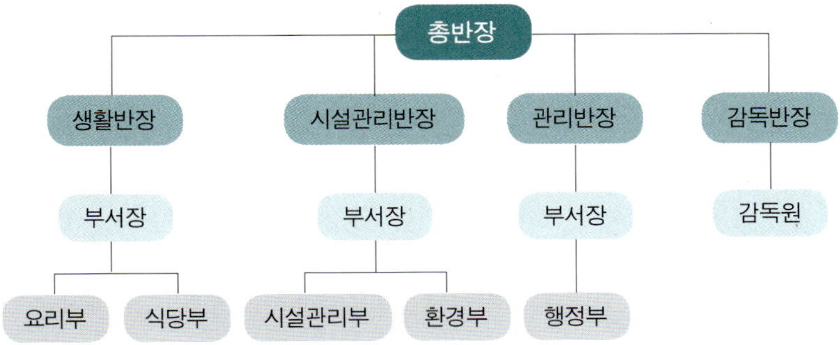

조직의 구조는 치료공동체의 규모에 따라 보다 단순하게 구성할 수도 있으며 복잡하게 이루어질 수도 있다. 치료공동체는 운영에 필요한 최소한의 직원만 고용하고 대부분은 공동체가족이 자치적으로 운영한다. 신입가족은 작업 조직 구성의 가장 하위직급에 속하면서 주방에서 음식 만드는 일을 보조하거나 설거지, 식당 테이블 정리, 바닥 청소, 유리창 청소, 도서관 정리 등의 일을 하며 경력이 쌓일수록 직원을 도와 시설을 보수하거나 유지하는 일, 전산작업과 같은 행정을 보조하는 일 등을 하게 된다. 리더가 되면 각 부서장으로서의 역할과 공동체 리더의 역할을 하며 높은 책임감이 요구되는 일을 하게 된다. 치료공동체에는 감독부서를 두고 다른 부서의 업무수행과 성과를 평가하고 피드백을 주는 역할을 하도록 하고 있다. 주로 피드백은 참만남모임에서 칭찬과 도전 과제를 주는 방식으로 이루어지며 중대한 문제의 경우 임상분석모임이나 마라톤모임에서 다루어지기도 한다.

사례를 통해 본 직급과 역할

부서원

치료공동체에 처음 들어오면 여러 작업 부서들 중 하나의 부서에 속하게 된다. 그리고 가장 단순한 업무가 부여되며, 일을 통해 지시에 순응하고 자신의 역할을 해나가는 방식을 익히게 된다.

지난달 입소한 영수는 치료공동체 생활과 원리에 대하여 직원과 리더로부터 자세한 설명을 들었다. 그리고 영수는 생활반원으로 식당 청소 일을 맡아 5주 동안 일을 했다. 하지만 그는 임무에 성실하지 않았다. 영수는 자신의 감정을 제대로 조절하지 못했고 다른 공동체가족과도 부딪히는 일이 많았다. 영수는 직원들로부터 수차례 주의를 들었고 참만남모임에서 그의 행동이 다루어지기도 했다.

부서장

부서장이 되면 좀 더 많은 책임이 맡겨진다. 부서장은 부서원들에 대한 업무지시와 감독자로서의 역할을 수행한다. 부서장 역할을 통해 자기관리 능력을 향상시키고 직업윤리를 배운다.

영수는 점차 책임감이 높아지고 부서원으로서의 역할을 안정적으로 하게 되었고 마침내 부서장이 되었다. 그는 부서장으로서 리더십과 책임감을 배워가고 있으며, 참만남모임을 통해 자신의 행동이 다른 사람에게 더 많은 영향을 미치고 있다는 것을 깨닫게 된다.

감독반장

감독반장은 다른 사람들의 작업 수행 과정을 관찰하고 규정을 벗어나는 행동이나 다른 문제점들을 발견하게 될 때, 태도와 행동을 수정할 수 있도록 도와주는 역할을 한다. 영수는 이미 치료공동체의 대화방법이나 문제 해결 방법을 잘 알고 있기 때문에 동료들의 문제에 대하여 어떻게 처리해야 하는지 잘 알고 있다.

부서장으로서 한 달간 일을 한 후부터 영수는 다른 사람을 돌보고 도와주는 일에 더 많은 관심을 갖게 되었고 감독반장으로 승진하였다. 그에게는 치료공동체의 원리가 더 잘 반영되고 규칙이 잘 준수되도록 하는 책임이 부여되었다. 그는 직원들이 신입가족들을 어떻게 존중하며 이야기하는지를 보아왔기 때문에 같은 태도로 이야기할 수 있다. 사소한 문제의 경우는 직접 조언을 해주기도 하지만 많은 경우 참만남모임에서 도전을 주는 방식으로 문제 해결 과정에 기여한다. 영수는 점차 자기 자신과 다른 사람에 대한 책임감을 높여가고 있다.

관리반장

관리반장은 치료공동체에서 일어나는 일들에 대하여 부서장과 부서원들의 보고를 받고 이를 정리하고 각종 행사를 기획하는 일들을 한다. 단체 외출이 계획되어 있을 때 어떤 활동을 할지 정하기도 하고 직원의 업무를 보조하여 신입가족을 면담하거나 공동체가족들 사이에 일어나는 문제들을 조율하는 역할을 하기도 한다.

감독반장으로서 영수는 다른 사람들의 일을 감독하고 직원과 동료들 사이에서 존경을 잃지 않고 문제를 해결하는 방법을 배웠다. 그 후 영수는 관리반장으로 자리를 옮겼다. 이제 영수는 보다 책임이 많은 일을 수행하면서 직원들의 도움이 없이도 자신을 스스로 돌볼 수 있고 다른 사람도 돌볼 수 있게 되었다.

총반장

총반장은 감독반장과 시설관리반장, 생활반장, 관리반장을 직접적으로 감독하고 필요하다면 징계 절차도 개시할 수 있다. 또한, 공동체 안에서 좋은 본보기로서의 역할을 해야 한다.

두 달 동안 관리반장으로서의 역할을 수행하면서 영수는 신입가족의 갈등을 해결하고 부서의 문제들을 잘 조율할 수 있는 능력을 갖게 되었다. 영수는 그의 관리능력과 의견조율 능력을 인정받아 총반장의 위치에 오르게 되었다. 영수가 공동체가족 내에 가장 높은 위치에 있지만 그는 여전히 청소와 시설관리, 음식서빙 등의 일을 한다. 영수는 퇴소 후에도 공부를 계속하여 치료공동체의 상담 직원이 되고자 하는 꿈이 있다.

작업을 통해 배우는 것들

치료공동체에서의 작업과 직급을 둔 작업구조는 공동체 생활과 시설 운영에 필요한 것일 뿐만 아니라 개인이 사회를 올바로 이해하고 적응할 수 있도록 도와주는 데 매우 유용하다. 직장에서의 자기관리와 업무수행 방식, 관계 요령, 위기 대처 능력, 직장윤리 등 다음과 같은 요소들을 배울 수 있도록 한다.

- 자기관리: 시간 엄수의 중요성, 복장, 근무 태도, 목표 설정
- 업무수행 방식: 책임감, 일관성, 문제 해결 능력, 관계를 통한 업무수행 능력
- 관계 요령: 상사와의 갈등 극복, 협동과 경쟁, 대화와 설득 방식
- 위기 대처 능력: 인내심, 스트레스 관리, 승진과 정체
- 직장윤리: 주인의식, 직장예절, 업무규칙

치료공동체에서의 작업은 단계별로 단순작업에서부터 직원을 보조하는 복잡한 수준의 일까지 다양하다. 공동체가족은 단계별로 모든 업무를 경험하고 자신의 책임을 성실히 해내면서 일에 대한 가치와 존중을 배운다. 한 사람의 가치는 그 사람이 하는 일 자체에 의해서 평가되는 것이 아니라 일하는 태도에 의해서 평가된다는 것을 스스로 배우고, 어떤 일이든 성실한 태도로 임할 때 자신도 가치 있는 사람으로 평가받는다는 것을 알게 된다.

치료 방법으로서의 작업

치료공동체에서 직급을 두는 이유는 공동체가족이 위계질서 속에서 승진과 강등, 역할과 책임의 변화를 경험하면서 변화에 적응하고 반응하는 법을 배울 수 있도록 하기 위해서이다. 승진을 경험하면 리더십이 무거운 책임으로 느껴질 수도 있고 회피하고 싶은 부담으로 느껴질 수도 있다. 마찬가지로 단순한 작업으로 업무가 바뀌거나 강등이 이루어지면 실망과 분노, 좌절을 경험할 수도 있다. 작업은 승진이나 강등 없이 수평적으로 역할만 변할 수도 있으며, 직급이 올라가거나 낮아질 수도 있다. 이러한 변화에 대하여 적응하고 스트레스를 처리하는 과정이 자기 성장의 과정이며 회복을 지속할 수 있는 사회화의 과정이다.

작업 중 직원의 역할

치료공동체의 관점에서 작업은 치료에 꼭 필요한 부분이다. 작업을 통해 책임감과 사회성을 배울 수 있으며, 정서적인 성장을 이룰 수도 있다. 또한, 작업할 때의 태도를 통해 문제점을 알아낼 수도 있다. 그렇기 때문에 직원들은 일을 가르치기 위해 시범을 보일 수는 있지만 일을 빨리 끝내야 할 때라도 구성원이 해야 할 일을 대신해 주지는 않는다. 그리고 자신의 업무에 충실함으로써 일하는 습관이나 직업윤리 등에 있어 좋은 본보기가 되어야 한다.

사례
토론

사례를 통한 토론과제

영수의 사례에서 치료공동체의 역할에 대하여 토론해 보자.

영수는 처음 치료공동체에 입소했을 때부터 공동체 치료가 자신에게는 도움이 되지 않을 거라고 회의적인 생각을 가지고 있었다. 공동체모임에 늦는 일이 잦았으며, 슬리퍼를 신고 모임에 참석하는 등 복장이 좋지 않아 리더로부터 지적받는 일도 잦았다. 영수는 식당 정리 및 청소를 맡았는데 일하는 태도는 규정된 절차를 따르기보다 대충 마무리하고 끝내는 데 급급했다. 이렇게 자신의 책임을 다하지 못한 부분에 대하여 부서장의 지적을 받으면 이를 수긍하였지만 행동의 변화로는 나타나지 않았다. 불성실한 일 처리 때문에 다른 사람들의 불만을 사기도 했다. 영수는 다른 사람들이 불평할 때에도 변명하거나 논쟁하지는 않았지만 주의를 기울여 듣지도 않았다. 치료공동체 환경을 불평하고 직원들에 대하여 험담하는 일이 많았지만 아무도 동조해 주지 않자 불평하는 횟수는 줄어들고 있다.

영수는 낮은 자기평가와 관계성 부족, 감정 조절 능력 부족, 조직사회 부적응, 미래에 대한 부정적 전망, 험담하는 태도, 그리고 낮은 직업윤리 등의 문제를 갖고 있다. 영수에게 다음 네 가지 방법으로 도움을 주고자 한다. 치료공동체의 역할과 도움을 주는 방법에 대하여 토론해 보자.

1. 영수가 스스로 자신을 돌볼 수 있도록 하기
2. 좋은 본보기를 통해 배우도록 하기
3. 강의나 집단토론, 개인상담을 통해 설명하기
4. 참만남 등 상호 도움의 원리를 활용하기

토론 과제

1. 치료공동체에서 작업의 일차적 목적을 설명하시오.
2. 작업을 통해 공동체가족들이 무엇을 배울 수 있는지 설명하시오.
3. 작업을 위한 조직 구성의 목적과 형태에 대하여 설명하시오.

에피소드 12

미국에서 마약제조나 판매가 아닌 단순 사용으로 교도소에 수감되는 경우는 재범이거나 사회 내 치료시설에서 치료를 거부하는 경우, 그리고 다른 범죄와 관련이 있는 경우이다. 마약중독의 경우 범죄라기보다는 질병으로 보는 견해가 우세하기 때문에 처벌보다는 치료를 우선하겠다는 형사정책적 고려에서 경찰은 가급적 체포 · 구금이 아닌 개입을 통해 민간치료시설에서 치료를 받도록 유도하고 있다. 그렇다고 교도소가 치료를 하지 않는 것은 아니다. 오히려 치료공동체 프로그램은 교도소에서도 중독범죄자 치료를 위해 가장 널리, 그리고 체계적으로 이용되는 프로그램이다. 더욱이 잘 갖추어진 시설과 전문인력들을 고려한다면 사회 내 치료시설보다 한결 좋은 조건에서 프로그램을 운영하고 있다고 할 수 있다. 필자가 근무하며 치료공동체를 연구한 교도소는 캐나다 BC 주의 Pacific 교정 치료센터, 미국 미네소타 주 교도소, 펜실베이니아 주 청소년 치료센터 그리고 유타 주의 여자교도소 등이었다.

교도소 내 치료프로그램은 1년에서 2년 과정으로 이루어지는 것이 보통인데 가석방 심사를 위해 중독 범죄자가 필수적으로 거쳐야 하는 과정이기도 하다. 교도소 내 치료공동체는 수형자들이 높은 참여율을 보이는 훌륭한 프로그램임에도 불구하고 몇 가지 시행에 문제점을 안고 있다. 그중에는 치료 프로그램에서 진정으로 변화를 경험하는 참여자와 그저 보이기 위해 변화된 척 연극하는 참여자를 구별해 내기 쉽지 않다는 것과 자율성과 자치를 기본 원리로 하는 치료공동체의 방법을 그대로 반영하기에는 교도소가 많은 운영상 제약을 갖고 있다는 것이 포함된다. 가석방 심사에서 좋은 점수를 받기 위해 치료공동체에 참여하는 수형자는 자신의 감정을 솔직하게 드러내지 않는 경우가 많다. 무조건적으로 순응하는 태도로 일관하는 것은 문제점을 발견하고 변화를 모색하는 데 어려움을 겪게 만든다. 또한, 외출이 허용되지 않는 어쩔 수 없는 환경도 단계적 변화를 관찰하는 데 어려움을 겪도록 한다.

이러한 어려움 때문에 교도소 치료공동체는 사회 내 치료센터와 조금 다른 형태로 운영된다. 자치활동을 줄이는 대신 학과교육과 직업교육을 연계하여 사회적응도를 높이고 보호관찰소 중간 치료시설과 연계하여 완전히 사회에 복귀하기 전에 필요한 완충의 시간을 갖는 것이다.

줄리아는 폭력, 절도를 포함한 전과 4범이다. 그녀의 범죄는 알코올 및 다른 약물과도 관련이 있기 때문에 교도소 내 치료공동체에서 치료를 받고 있다. 더불어 줄리아는 교도소에서 제빵기술을 배우고 교과교육에도 참여하고 있다. 가까운 사촌이 빵집을 운영하고 있기 때문에 노하우를 배워 빵가게를 운영하는 것이 목표이다. 그리고 중단한 학업을 계속하여 고등학교 졸업장을 취득하고자 GED(General Education Development, 미국 검정고시과정) 과정에서 공부도 하고 있다. 취업과 교육은 회복을 위해서도 매우 중요한 요건이기 때문에 그녀는 이 과정을 성실히 수행하고 있다.

어쩌면 오직 가석방만을 바라보며 행하는 외형뿐인 노력일지도 모른다.

모든 변화와 노력이 그녀의 내면에까지 이르지 않은 것일 수도 있다. 하지만 흉내라도 낼 수 있다면 그녀의 내면에 변화가 찾아오는 날 훨씬 쉽게 그 변화를 맞이할 수 있지 않을까 하는 기대를 갖게 한다. 진정한 변화라면 더 말할 것도 없이 말이다.

13

중독치료를 위한 치료공동체 운영 매뉴얼

직원들의 역할과 합리적 권위

치료공동체에는 의사, 간호사, 사회복지사, 상담사, 조리사, 행정직원 등
치료 · 관리 · 행정 · 지원서비스 분야에서 필요에 따라
다양한 직원들이 근무하고 있다.

이번 단원은 치료공동체 직원에게 기대되는 행동과 태도,
그리고 합리적 권위자로서 직원의 역할에 대하여 설명한다.

치료공동체 직원의 개념

치료공동체 직원은 동료이자 감독자이며 공동체가족 구성원이다. 치료공동체 직원은 올바른 삶의 멘토로서, 상담자로서, 합리적 권위자로서 그리고 공동체가족으로서 다양한 역할을 하고 있다.

상담자로서의 직원

전통적 치료공동체에서는 직원이 모든 영역에서 상담자로서의 역할을 할지라도 직접적으로 상담자라는 직함을 사용하지는 않았다. 그러나 오늘날에는 정식 직함을 가지고 상담자의 역할을 수행한다. 그렇더라도 여전히 직접적 치료자가 아니라 자기치료 보조자로서의 역할에 머물고 있다. 또한, 상담자의 직함이 없더라도 치료공동체 동료나 행정직원 등 누구나 비공식적인 상담자의 역할을 할 수 있다. 이것이 치료공동체의 자기치료와 상호치료의 원리이다.

공동체 관리자로서의 직원

치료공동체 직원은 공동체 시설의 관리에서 프로그램의 운영, 일과, 작업에 대한 책임을 지며 공동체가족의 신체적, 정신적 안전을 책임진다. 그러므로 직원은 규정을 엄격하게 적용하고 필요에 따른 징계를 효율적으로 집행할 수 있어야 한다. 또한, 적절한 관리를 위하여 수시로 불만사항을 듣고 개선하려는 노력을 해야 한다. 치료공동체

조직의 위계질서가 잘 지켜질 수 있도록 감독하고 작업을 지정하거나 변경하는 업무를 수행한다. 아침모임, 세미나, 참만남모임 등에서 직접 진행자 혹은 보조진행자 역할을 하면서 자기치료와 상호치료의 원리가 잘 구현되도록 도와주는 역할을 한다.

공동체가족으로서의 직원

직원은 치료공동체에 입소하여 생활하는 사람들과 함께 지내면서 그들과 공동체가족으로서의 관계를 맺고 있다. 다른 프로그램과 달리 치료공동체는 단지 상담을 통해서 뿐만 아니라 생활을 통해서 24시간 변화와 배움의 경험을 갖게 된다. 정직과 신뢰, 책임감을 바탕으로 올바른 삶의 모델이 되어주고 그 속에서 공동체가족들은 직원을 성장의 좋은 모델로 삼게 된다.

프로그램 운영자로서의 직원

프로그램 운영자로서의 직원은 프로그램을 통해 공동체가족이 자기를 발견하고 변화해 나가도록 하는 안내자의 역할을 한다. 치료공동체 직원들 중 일부는 과거에 약물 사용과 회복의 경험이 있는 경우도 있으나 대부분은 경험을 가지고 있지 않다. 어떠한 경우라도 프로그램 운영자는 중독약물과 중독에 대한 전문적 지식을 바탕으로 공동체가족의 입장에서 프로그램을 기획하고 운영할 수 있어야 한다. 개인의 회복과 성장, 내면화 과정이라는 큰 목표 아래 모든 문제에 대처하고 결정을 내릴 수 있어야 한다.

합리적 권위자로서의 직원

치료공동체 직원은 공동체가족의 복지 증진과 치료 환경 유지를 위하여 다양한 결정을 내리지만 그 결정에는 언제나 회복과 올바른 삶을 구현시킨다는 특별한 목적이 있다. 이 과정에서 직원은 조정하고 지시하고 체벌하기보다는 좋은 본보기를 보이며 신뢰감 있는 권위를 바탕으로 가르치고 안내하는 역할을 수행해야 한다. 치료공동체 생활은 자치생활을 원칙으로 하고 있지만, 공동체가족들은 여전히 바람직한 생활모델을 배워가는 과정에 있다. 직원이 합리적 권위자로서 행동할 때 그들이 따라야 할 생활모델을 얻게 된다. 치료공동체 생활에서 직원이 공동체가족으로부터 신뢰를 얻지 못한다면 이러한 권위자의 모습을 갖춘 모델이 될 수 없으며, 오히려 마찰이 생길 뿐이다. 신뢰를 얻기 위해 모든 결정은 정직하고 합리적 이유를 갖춘 가운데 내려져야 하며, 그 이유를 설명하고 상대의 이해와 동의를 얻어야 한다. 아무리 옳은 일이라도 불평등한 관계에서의 무조건적인 지시나 동의 없는 행동은 신뢰를 훼손시킨다.

● 합리적 결정을 위한 노력

직원의 합리적 결정은 공동체의 원활한 운영을 위해서도 필수적이지만 공동체가족들로 하여금 직원의 합리적 결정 방식을 배우도록 하는 데에도 중요하게 기여한다. 직원들은 프로그램을 운영하고 공동체가족을 위해 결정할 일이 있을 때, 그 결정이 단순히 중재나 불평등한 지시가 되지 않도록 주의하고 단순히 문제를 해결하기 위한 수단이 아니라 중독, 사람, 회복, 올바른 삶에 대하여 가르치는 특별한 목적이 있는 결정이 되도록 하여야 한다.

세계치료공동체 (WFTC)

세계치료공동체(World Federation of Therapeutic Communities: WFTC)는 미국 뉴욕에 본부를 두고 있으며, 북미, 남미, 유럽, 아시아, 오스트레일리아의 여러 국가들이 참여하여 국제적 협력을 통한 치료공동체 목표를 구현하기 위하여 노력하고 있다.

세계치료공동체 윤리규정

환자의 권리

치료공동체에서 치료받는 사람들은 다음의 권리를 가진다.

1. 마약으로부터 보호받을 수 있는 환경을 제공받을 권리를 갖는다.
2. 성별, 인종, 국적, 피부색, 신념, 정치성향, 성적 기호, 결혼 여부,

종교, 출신, 나이, 군복무 여부와 신체적 장애, 질병, 범죄 전과, 경제 수준에 따라 차별받지 않을 권리를 갖는다.

3. 언제나 인간으로서의 존엄과 건강, 안전을 보장받을 권리를 갖는다.
4. 프로그램의 철학과 방법에 대한 알 권리를 갖는다.
5. 치료공동체 규정, 징계의 종류와 절차, 그리고 권리의 변동사항에 대한 정확한 정보를 제공받을 권리를 갖는다.
6. 징계 및 불합리한 처분을 받았을 때, 청원할 수 있는 방법과 절차에 대한 정보를 제공받을 권리를 갖는다.
7. 치료비용과 지불 방법 그리고 영치된 물품의 보관 및 퇴소 시 반환에 대한 정보를 제공받을 권리는 갖는다.
8. 치료와 관련된 개인정보를 법률에 따라 보호받을 권리를 갖는다.
9. 권한 있는 책임자에 의해 허가된 절차에 따라 자신의 정보에 접근하고 이를 명확히 하거나 반박할 권한을 갖는다.
10. 자신이 원할 때 언제든 육체적 혹은 정신적으로 억압받지 않고 퇴소할 권리를 갖는다.
11. 치료 과정으로 특별한 제한규정을 두지 않는 한 가족, 친구와 연락을 유지할 수 있는 권리를 갖는다.
12. 신체적 처벌이나 정서적, 성적 처벌을 받지 않으며, 강압적 신체 억압으로부터 보호받을 권리를 갖는다.
13. 적합한 영양을 공급받고 주거에 안전을 보장받으며, 운동시간과 개인위생을 위한 물품을 지급받을 권리를 갖는다.
14. 전문가에 의한 의료서비스를 받을 권리를 가지며 이를 거부할

권리를 갖는다.

15. 필요시 법률적 충고나 대리를 요구할 수 있는 권리를 갖는다.
16. 자녀가 있는 경우 정기적으로 만날 수 있는 권리를 갖는다.
17. 작업이 부여될 때, 그들의 책임 범위에 대해 명백하게 설명을 듣고, 적합한 훈련을 제공받으며, 필요한 감독을 받을 권리를 갖는다.
18. 이유와 관계없이 치료공동체를 떠나고자 할 때에는, 건강과 주거에 필요한 정보를 제공받을 권리를 갖는다.
19. 직원이나 조직을 위해 사적으로 이용되지 않을 권리를 갖는다. (이 권리는 부모나 가족이 함께 보호되는 권리에 속한다.)

직원의 의무

치료공동체 직원의 가장 기본적인 의무는 공동체가족을 위한 양질의 치료서비스를 구현하는 것이다. 직원은 보호자이자 삶에 좋은 본보기가 되어 주는 사람으로 보다 성숙하고 책임감 있는 태도로 다양한 상황에 대처할 수 있는 능력이 필수적으로 요구된다. 모든 직원은 자신과 치료 중에 있는 환자들을 돌볼 수 있는 전문성과 확고한 직업윤리를 가지고 있어야 하며, 직원의 윤리규정은 치료공동체 내부는 물론 외부에서도 동일하게 적용된다.

직원의 행동강령

치료공동체 직원은 다음 사항을 준수해야 한다.

1. 행동에 있어 긍정적이고 성숙한 본보기가 된다.
2. 환자의 개인정보가 잘못 사용되지 않도록 법률과 규정에 따라 관리해야 한다.
3. 환자의 권리가 무엇인지 알 수 있도록 복사본을 제공하고 설명한다.
4. 모든 구성원을 존중하고 항상 치료적 관계를 유지하도록 한다.
5. 성별, 인종, 국적, 피부색, 신념, 정치 성향, 성적 기호, 결혼 여부, 종교, 출신, 나이, 군복무 여부와 신체적 장애, 질병, 범죄 전과, 경제 수준에 따라 차별하지 않는다.
6. 환자의 이익을 위해서라면 다른 치료기관이나 전문가를 추천한다.
7. 공동체가족 혹은 그들 가족과 어떠한 성적인 관계도 맺을 수 없다.
8. 직원을 위한 개인적인 노동이나 노력에 대하여는 정당한 보상을 해야 한다.
9. 개인적인 이득을 위하여 환자를 이용하지 않는다.

사례
토론

사례를 통한 토론과제

합리적 권위자로서 직원의 역할이 적절했는지에 대하여 토론하고, 왜 직원은 직접 철수에게 상황을 설명하지 않고 선배 공동체가족인 영수에게 설명하도록 했는지 토론해 보자.

철수는 치료공동체에서 생활한 지 1개월째가 되었다. 그는 공동체 생활 속에서 다른 공동체가족이나 직원들과 적절히 소통하는 방법에 대하여 어려움을 겪고 있다. 그는 같은 방을 사용하는 재석이 규정을 위반하고 방에서 흡연하는 것을 묵인하고 누구에게도 말하지 않기로 약속했다. 며칠 후, 재석의 흡연 사실이 적발되고 그는 강등되었으며 전화 사용 등의 특권이 박탈되었다. 이와 더불어 이를 묵인한 철수 역시 전화 사용 특권이 박탈되었다. 철수는 재석의 행동에 대하여 왜 자신이 책임을 져야 하는지에 대하여 화가 났다. 철수는 함께 흡연하지도 않았으며 아무런 규정을 위반한 적이 없다고 항변하였다.

직원은 6개월 된 선배 공동체가족인 영수로 하여금 철수와 대화를 나누도록 부탁한다. 그리고 영수는 철수에게 몇 개월 전에도 이와 유사한 일이 있었으며, 공동체가족은 항상 서로의 부정적 행동에 대하여 이를 도와줄 책임이 있음을 설명한다.

- 역할학습

민수는 치료공동체 생활 4개월째이다. 그는 공동체 생활 내내 조용하면서 규칙도 잘 준수하며 생활하는 편이었다. 그는 아무런 문제를 일으킨 적도 없으며 부적절한 행위로 지적을 받은 일도 없다. 그렇지만 치료공동체의 여러 공식 모임이 진행되는 동안에도 자신의 문제나 행동 변화에 대한 이야기를 꺼내 놓지 않았으며, 다른 사람의 행동에 대한 피드백도 좀처럼 주지 않았다. 많은 공동체가족들은 민수에 대하여 좋은 사람이라는 평가를 주고는 있지만 그에 대하여 별로 아는 바가 없다. 민수는 자신이 아무런 문제를 일으킨 적이 없었기 때문에 치료의 3단계로 올라가는 승급심사에서 당연히 다음 단계로 승급할 것이라고 기대했다. 하지만 그는 승급하지 못했고 무엇이 잘못되었는지 전혀 이해할 수 없었다.

(치료공동체의 중독, 사람, 회복, 올바른 삶의 관점에 기초하여 다음과 같은 결정을 하게 된 이유를 설명하자.)

- 민수: 자신이 승급 심사에서 왜 탈락했는지 이해할 수 없음을 이야기한다.
- 공동체 리더: 민수가 중독, 사람, 회복, 올바른 삶의 관점에서 리더의 역할을 해야 하는 3단계로 승급하지 못한 이유를 설명한다.
- 직원: 합리적 권위자의 입장에서 민수의 노력을 격려하고 승급 탈락의 이유를 설명한다.

토론 과제

1. 공동체가족으로서 직원의 역할에 대하여 설명하시오.
2. 합리적 권위자로서 직원의 역할에 대하여 설명하시오.
3. 세계치료공동체(WFTC) 윤리규정을 통해 보호되어야 할 환자의 권리에 대하여 설명하시오.

에피소드 13

캐롤은 목소리가 크고 누구보다 의욕이 넘치는 중독치료전문 상담사이다. 그녀가 치료공동체 모임에 참석하면 분위기는 금세 활기가 넘치고 의욕이 없어 보이던 공동체가족도 의욕을 되찾는다. 캐롤은 특히 CBT(인지행동상담)에 경험이 많아 환자의 부정적 도식을 쉽게 발견하고 재해석하도록 돕는 데 능숙하다. 구구절절한 설명보다는 상황극을 통해 환자가 쉽게 이해하도록 하는 것도 그녀의 특기 중 하나이다. 누구보다 열정적으로 모임을 주도하는 캐롤의 그룹 CBT(인지행동상담) 시간은 상담이라기보다는 오락시간에 가깝다.

그런데 오늘 CBT 시간에는 캐롤이 보이지 않았다. 캐롤을 대신해 CBT 프로그램을 진행하는 데니스는 캐롤이 오늘 몸이 좀 좋지 않아 나오지 못했다고만 이야기했다. 나중에 알게 된 사실인데, 캐롤은 불미스러운 일로 그녀의 중독치료사 면허가 정지되어 나올 수 없었다고 한다. 환자에 관한 비밀을 함부로 누설해서는 안 되는 것이 그녀의 직무상 의무였는데 이러한 의무를 위반한 것이다. 캐롤은 지역사회에서도 매우 활동적인 여성이다. 스포츠 센터에 다니며 다양한 운동을 하고, 주말이면 교회에 출석하여 다양한 봉사활동을 하기도 했다. 문제의 발단은 캐롤이 자신의 친구에게 교회에 출석하는 교인 중에 자신의 과거 환자가 있음을 이야기했고, 그 이야기가 머지않아 모든 교인이 알 정도로 퍼져나간 것이다. 교회에 소문이 돌자, 의심받은 캐롤은 피해자로부터 명예훼손으로 고소를 당했고 그녀가 사실을 인정함으로써 자격심사위원회로부터 재판 중 면허정지 처분을 받게 된 것이다.

비밀유지의 의무는 상담을 하는 직원에게 매우 중요하게 요구되는 의무이다. 자신의 가족은 물론 함께 상담하는 동료에게도 필요 이상의 이야기를 해서는 안 된다. 캐롤의 경우 재판 결과에 따라 상담사로서의 자격을 영구적으로 박탈당할 수도 있다. 그녀의 뛰어난 상담 능력에도 불구하고 사소한 부주의가 환자는 물론 그녀 자신에게 커다란 상처로 남게 된 것이다.

14

재발 방지를 위한 노력

중독 문제가 다루기 어려운 것은 회복의 과정보다는
끊임없이 반복되는 재발의 유혹 때문이다.
수개월 혹은 수년간의 치료기간에도 불구하고
단 며칠 만에 중독증상이 다시 나타나기도 하며, 회복 후
수십 년이 지난 후에도 갑작스럽게 다시금 중독에 빠져드는 일도 많다.
중독의 회복 과정에 마침표는 없다.
치료공동체 생활 속에서뿐만 아니라 퇴소 후에도 꾸준히 관리해 나가야 한다.

이번 단원은 치료공동체 생활의 마지막 단계인 사회 복귀 훈련
과정과 재발 방지를 위해 어떤 노력이 이루어져야 하는지를 설명한다.

사회 적응 훈련 과정

공동체 생활의 마지막 단계에 이르게 되면 공동체가족은 이제 자신의 가족과 사회로 돌아갈 준비를 해야 하며 사회에 복귀한 이후에도 일정기간 사회에 올바로 적응할 수 있도록 도움을 필요로 한다. 이 과정을 사회 적응 훈련 과정이라고 한다. 사회 적응 훈련을 위하여 치료공동체의 마지막 단계에서는 반주거형태의 주거시설로 옮겨 생활하도록 하거나 자유로운 외출을 허락하기도 한다. 반주거형태는 낮에는 사회에 나가서 일을 하고 밤에는 공동체로 복귀하여 생활하는 형태를 말한다. 또한, 자신의 가정으로 돌아가 생활하면서 정기적 혹은 부정기적으로 상담과 교육을 위해 공동체 시설을 방문하는 형태로 이루어지기도 한다.

사회 적응 훈련 과정에 필요한 요소

상담

상담은 사회 적응을 돕기 위해 교육과 직업, 가족관계와 정신건강에 대한 전문지식을 갖고 있는 상담직원에 의해서 이루어진다. 공동체가족이 가정과 사회로 돌아갔을 때 새로운 환경과 새로운 사람들과의 관계는 스트레스 유발 요인이 되며 쉽게 중독에 노출될 수 있는 환경을 만든다. 그렇기 때문에 상담직원은 언제든 이들이 스트레스를 잘 관리할 수 있도록 적절한 상담을 제공해야 한다.

동료모임

사회에 복귀한 이후에도 그들의 치료 원천이 되었던 동료모임의 중요성은 여전하다. 그래서 일정기간 '12단계 모임'과 같은 동료모임에 계속 참석하도록 권고한다. 그들의 갈등과 문제들은 동료모임에서 토론되고 토론을 통해 해결 방법을 찾아가게 된다. 다른 사람의 두려움과 문제들이 동료모임을 통해 해결되고 바람직한 해결 방법을 찾아갈 때, 참석자 모두 안도와 희망을 발견하게 된다. 또한, 약물에 대한 유혹을 동료들에게 솔직히 고백하고 의식적, 무의식적 동기를 털어놓으면서 서로를 격려하고 책임감을 높여갈 수 있다.

가족 프로그램

사회 복귀 전 혹은 직후에 종종 가족을 초청한 프로그램이 진행된다. 가족은 회복에 있어 가장 중요한 감시자이자 지지자이기 때문에 중독의 메커니즘과 회복의 과정을 이해하는 것은 중독자 가족에게도 필수적으로 필요한 부분이다. 또한, 건강한 가정환경은 예방과 회복에 있어 가장 필수적인 요소이기 때문에 가족 프로그램을 통해 가족이 건강한 지지자가 될 수 있도록 도움을 주게 된다.

12단계 모임

치료공동체를 퇴소하고 사회로 복귀한 이후에도 상호치료의 원리는 꾸준히 지속되어야 한다. 이를 위해 치료공동체에서 직접 지역사회 12단계 모임을 구성하여 운영하는 경우도 있으며, 퇴소 후 모임을 계속할 수 있는 지역사회의 다른 12단계 모임을 소개하기도 한다.

알코올중독의 경우 국내에도 지역별로 공개, 비공개로 열리는 12단계 모임이 있다.[4)]

재발 방지 교육

공동체가족은 퇴소 전 혹은 후에 수회에 걸쳐 재발 방지를 위한 지식과 대처기술을 배운다. 재발 방지 교육은 치료공동체 입소 시부터 꾸준히 다루어지는 주제이지만 퇴소를 앞두고는 내적, 외적으로 찾아오는 실제적인 위험상황을 가정한 대처 요령들을 구체적으로 배우게 된다.

가정방문

치료공동체 퇴소 후에도 일정기간 동안 정기적으로 공동체 직원이 가정을 방문하여 생활을 점검하고 확인하는 것은 회복을 유지시키는 일에 매우 효과적이다. 가정방문을 통해 애로사항을 경청하고 당면한

---

4) 전국 12단계 모임 일람표: http://www.aakorea.org/meetingAA.html

어려운 문제에 대하여 해결 방법을 모색하기도 한다.

약물검사

치료공동체를 퇴소한 이후, 갑작스럽게 주어진 심리적 자유 때문에 약물의 유혹을 강하게 느낄 수 있다. 이러한 유혹에 대한 견제 장치로 일정기간 동안 무작위 날짜를 정하여 소변검사를 진행함으로써 심리적 자유로 인한 유혹을 억제할 수 있다.

재발 방지를 위해 알아야 할 것들

중독의 재발 방지를 위해서 상담직원 및 공동체가족은 재발이 일어나게 되는 원인과 대처에 대하여 알고 있어야 하며, 재발을 가정한 대처 방법도 사전에 충분히 숙지하고 있어야 한다.

약물 사용의 재발

약물을 처음 사용하는 것과 회복 후에 중독이 재발되어 다시 사용하는 것은 다른 문제이다. 중독자가 약물을 처음 사용할 때 갖는 감정이 호기심과 고통 · 두려움이었다면, 회복 후 재발에 따른 감정은 분노 · 낙담 · 좌절 같은 것들이다. 재발 방지 및 대처를 담당하는 상담

직원은 재발의 단계별 감정 변화에 대하여 잘 이해하고 있어야 하는 것은 물론, 약물 재사용이 단순히 한 번의 실수인지 아니면 중독이 재발된 것인지 판단할 수 있을 정도의 전문성을 갖추고 있어야 한다.

주변 환경과의 관계

중독의 회복과 재발 방지를 위한 노력에 있어 원활한 대인관계는 매우 중요한 요소이다. 중독은 가족 및 친구들 관계에서 역기능적 요소를 많이 갖고 있기 때문에, 중독자뿐만 아니라 주변 관계도 재발 방지를 위한 변화가 필요하다. 특별히 가까운 사람이 약물을 사용하고 있을 경우 재발에 빠질 위험은 훨씬 높아진다. 치료공동체 퇴소 후에는 약물 사용을 유혹하는 관계는 단절하는 것이 좋으며, 가족 중 알코올을 상습적으로 사용하거나 약물을 이용하는 사람이 있다면 별도의 거주공간을 마련하여 재발에 위험을 주는 환경은 피해야 한다.

생활양식의 변화

중독자의 대부분은 사회하위문화 혹은 반사회적 문화 속에서 중독자 생활을 해온 경우가 많다. 치료공동체는 이들에게 자신과 타인, 사회를 바라보는 관점을 전환시키고 친사회적 생활양식을 갖도록 도움을 제공한다. 그리고 공동체가족들은 치료공동체에서 생활하는 동안 시작단계, 변화단계, 내면화 단계를 거쳐 새로운 가치관이 정립되고 사회에 복귀하게 된다. 하지만 사회 환경은 치료공동체의 지지적인 환경과 동일하지 않기 때문에 혼란을 겪게 된다. 이 과정에서 새로운 생활양식을 사회 환경에 친화적으로 적용시키는 것은 재발 방지를 위한 중요한 과정이다. 상담자와 공동체가족은 실제 사회 환경의 다변적 요소들을 이해하고 친사회적 적응 능력을 키워나갈 수 있도록 노력해야 한다.

직업 및 시간 관리

중독자는 치료공동체에서 생활하는 동안 조직화된 작업을 통해 책임감 있는 근로 태도를 배우며 때로는 필요한 직업 기술을 배우게 된다. 또한, 정신적, 신체적 건강을 위하여 어떤 노력을 해야 하며 짜임새 있는 여가시간 활용법도 학습한다. 중독은 불규칙적이고 무료한 생활태도에서 비롯되는 경우가 많으며, 재발되는 것 역시 이러한 생활태도가 원인이 된다. 직업을 유지하고 시간이 잘 관리되고 있는지 점검하는 것은 재발 방지를 위한 중요한 실천과제이다.

금전 관리

중독이 재발하는 가장 큰 원인은 스트레스이며, 스트레스를 유발하는 가장 큰 문제가 경제적 취약성이다. 돈이 많고 적음을 떠나 재정계획을 세우는 것은 스트레스를 줄여주고 안정된 삶을 유지할 수 있도록 한다. 치료공동체에서 생활하는 동안 꾸준히 재정 관리에 대하여 배우고 사회복귀 후에도 수입과 예산, 지출을 계획하고, 계획에 맞추어 실천해가는 노력을 해야 한다.

건강 관리

적당한 운동과 균형 있는 식습관을 갖는 것은 호르몬 생성과 작용을 원활하게 해 신체건강뿐만 아니라 두뇌건강에도 매우 유익하며 삶의 만족감을 높여준다. 회복된 삶을 유지하기 위하여 인간관계, 환경 변화뿐만 아니라 자신의 건강을 잘 관리해 나가는 것이 중요하다.

토론 과제

1. 재발 방지를 위한 사회 적응 훈련 과정에 필요한 요소들을 설명하시오.
2. 중독 재발 방지를 위하여 상담직원이 알아야 할 사항에 대하여 설명하시오.
3. 재발 방지를 위하여 공동체가족(환자)이 알아야 할 사항에 대하여 설명하시오.

에피소드 14

리오가 치료공동체로 돌아온 것은 그가 퇴소한 후 3주 만에 일어난 일이다. 물론 퇴소한 후에 중독증상이 재발되어 치료공동체로 되돌아오는 것을 목격하거나 다른 시설로 보내졌다는 소식을 듣는 것이 처음 있는 일은 아니지만, 리오가 중독 재발로 재입소하는 것을 목격한 것은 다소 충격적인 일이었다. 중독의 재발이라는 진단이 내려지는 것은 퇴소 후 한두 차례 약물을 다시 사용해서 내려지는 진단은 아니다. 다시금 상습성이 인정될 때 내려지는 진단이기 때문에 필자에게는 더 충격적인 결과였다.

치료공동체에서 생활하는 8개월 동안 리오는 누구보다 성실한 공동체 가족이었으며 퇴소하기 전 2개월간 그는 모두에게 좋은 본보기가 되는 훌륭한 리더였다. 필자가 일한 치료공동체는 매우 성공률이 높아서 퇴소하고 재발하여 다시 치료를 받거나 수감시설로 보내지는 경우가 20% 미만이라고 한다. 통계를 내는 방법에 약간의 편차가 있을 수 있다는 가정을 하더라도 이는 매우 성공적인 수치이다. 그리고 그 20%의 실패 사례 안에 리오가 들어가게 될 것이라고는 누구도 생각하지 않았다.

더 충격적인 것은 리오의 태도였다. 3주 전에 퇴소할 때의 상냥하고 예의 바른 모습과는 달리 리오는 매우 신경질적이고 반항적인 태도로 일관했다. 스물네 살 리오에게 지난 3주간 무슨 일이 있었던 것일까?

이야기는 리오를 데리고 온 보호관찰관으로부터 들을 수 있었다. 리오는 뉴욕의 번잡한 도심 외곽에 살고 있다. 그가 치료공동체를 퇴소하는 날, 그의 기대와는 달리 부모는 일을 핑계로 그를 데리러 오지 않았다. 그리고 그가 뉴욕의 집에 도착하던 날도 그를 반겨준 것은 그의 가족이 아닌 그의 옛 친구들이었다고 한다. 재발 위험의 첫 번째 요소가 실현될 위기였다. 리오는 완전한 회복을 위해 가장 먼저 해야 할 일이 위험한 관계로부터 거리를 두는 일임을 잘 알고 있었다. 하지만 그는 부모를 대신해 자신을 반겨준 친구들에 대한 고마움을 외면할 수 없었다고 한다. 퇴소 후 집으로 돌아가 가장 먼저 한 일이 친구들의 환영을 받으며 마리화나를 함께 피운 일이라고 한다. 그리고 자연스럽게 그가 사용하던 다른 마약으로 옮겨갔다. 8개월의 힘겨운 싸움과 그리고 단 하루만의 실패. 어떻게 이해해야 할지 나는 도무지 생각이 나질 않았다. 한편으로는 그의 신경질적인 행동을 보고 있자니 이해하지 못할 것도 아니라는 생각이 들었다. 리오는 8개월, 아니 어쩌면 더 긴 기간 동안 다시 끝이 보이지 않는 싸움을 해야 할 것이다. 아마 포기하고 싶을지도 모르겠다. 그의 분노한 태도 때문에 함께 지내왔던 동료들도 말을 걸지 못했다.

며칠이 지나고 공동체에서 그의 절친한 친구였던 크리스가 리오에게 다가가 말을 걸었다. "리오, 재발된 것이 실패가 아니라는 것을 자네도 알지 않나. 그냥 과정이 뿐일세. 회복은 평생 동안의 과정이라고 배우지 않았나. 한 번 넘어졌다고 주저앉지 말게. 그냥 하나의 교훈을 얻은 것뿐이니까. 그 교훈을 여기 가족들에게 나누어 주지 않겠나?"

크리스의 말이 위로가 되었는지 리오는 다음 모임에서 말을 꺼냈다. 그리고 자신의 실패담을 이야기했다. "나 자신을 생각하면 아직도 화가 납니다. 왜 그랬는지 모르겠어요. 퇴소하는 순간부터 계속해서 누군가 귓속에 속삭였어요. 괜찮을 거야. 한 번이야. 딱 한 번! 그리고 더 깊이 생각하기도 전에 마약을 함께하던 옛 친구들은 내 손에 마약을 쥐어 줬어요."

리오는 손바닥으로 이마를 움켜쥐며 한숨을 내쉬고는 말을 이어 나가지 못했다. 리오의 옆에 앉아 그의 어깨를 다독이는 크리스의 손짓만이 정적 속에 '괜찮아!' 하고 말하고 있었다.

생각이 빠를까, 행동이 빠를까? 생각이 빠를 것이라고 생각한다면 오산이다. 달콤한 아이스크림을 손에 들고 다이어트를 고민하는 것은 무모한 짓이다. 다이어트 효과를 생각하기도 전에 이미 손은 입으로 아이스크림을 밀어 넣고 있을 것이다. 이러한 경험은 많지 않은가? 다이어트에 성공하고 싶다면 아이스크림 가게 근처는 얼씬도 하지 말아야 한다. 중독에서 회복된 사람이 중독 환경으로부터 멀어져야 하는 이유도 같은 이유이다. 리오의 실패는 그의 나약한 의지 때문이 아니다. 과거 환경으로부터 멀어지라는 치료공동체의 회복 명령을 지키지 않았기 때문이다.

치료공동체 직원의 기도

내 소명을 다하기 위해 지혜를 더하여 주옵소서.
도움이 필요한 사람들의 삶을 변화시키는 도구로 나를 사용하소서.

스스로를 먼저 깨달아 알게 하여 주시고
나를 앎으로 나의 도움을 바라는 다른 사람의 필요에 응답하게 하소서.

고난에 처할 때라도 여전히 다른 사람을 돌볼 힘을 내게 주소서.
내 수고에 아무런 보상을 기대하지 않게 하시고
오히려 원망하는 소리를 들을 때라도 실망하거나 낙담하지 않게 하소서.

나에게 삶의 명확한 비전과 정직한 마음을 허락하소서.
그리하여서 내가 무엇을 할지 모를 때라도 내가 가야 할 길을 알게 하소서.

교만한 마음으로부터 늘 멀리하게 하시고
단호한 손과 따듯한 마음을 갖게 하소서.
그 마음으로 배움이 필요한 사람들을 가르치게 하소서.

누구에게나 배울 수 있도록 내 마음을 늘 열어주시고
배움을 통해 내 자신의 잘못을 깨닫게 하소서.

그리하여서 그들을 돕게 하신 당신의 은총을 내가 충만히 누리게 하소서.

부록

상담자가 알아야 할 약물중독에 대한 신경생리학적 이해

중독이란 무엇인가?

신경과학이 충분히 발달하기 전 우리는 중독을 설명하기 위해 생물학적 이해보다는 추상적 개념들을 이용했다. 1899년 지그문트 프로이트가 설명한 이드와 자아, 초자아의 개념과 같은 추상화된 정신의학적 개념을 도입하여 설명하거나 심지어는 무속적, 미신적 설명으로 중독 현상에 악마의 역할을 집어넣기도 했다. 하지만 생리학이 발전하면서 중독에 대한 연구도 보다 과학적 설명을 토대로 발전해왔다. 중독이란 더 이상 선과 악의 싸움이 아니라 약물 혹은 반복된 특정 행위가 신경화학적으로 뇌에 작용하여 뇌에 생리적 변형을 초래하고 신체적 의존과 심리적 집착을 일으키는 것으로 설명이 가능해진 것이다.

중독의 정의

중독은 뇌의 보상, 동기부여, 기억과 관련된 신경회로의 주요 만성 질병이다. 이 신경회로의 기능장애는 생물학적, 심리적, 사회적 그리고 정신적인 징후를 나타나게 한다. 그리고 이것은 물질 사용과 다른 행동에 의한 보상을 추구하는 형태로 나타난다. 중독은 행위, 욕구, 행동조절을 어렵게 하고 대인관계에서의 중요 문제에 대한 인식을 감소시키며 역기능적 감정 반응으로 특징된다. 다른 만성 질병과 마찬가지로, 중독은 보통 증상 완화와 재발이 반복적으로 나타난다. 치료나 회복 활동 없이는 중독은 계속 진행되며, 장애나 조기사망을 초래할 수 있다.

–American Psychiatric Association–

약물이 뇌로 전달되는 과정

약물이 뇌까지 전달되는 시간은 전달 경로, 전달 속도, 대사율, 신경세포와 근접한 정도에 따라 달라진다. 약물을 사용하는 방법은 흡연(연기나 수증기), 주사, 경구 섭취, 코 흡입, 패치 사용의 다섯 가지 방법이 있으며, 약물에 따라 사용 방법을 달리한다. 약물이 뇌까지 전달되는 속도는 흡연이 7초~10초로 가장 빠르며, 혈관주사가 15초~30초, 근육이나 피하주사가 3분~5분, 코 흡입이 15분~20분, 경구 섭취가 20분~30분, 피부에 붙이는 패치가 1일~2일 정도 걸린다.

주요 마약류에 대한 분류

<table>
<tr><th colspan="2" rowspan="2">분류</th><th rowspan="2">종류</th><th rowspan="2">약리
작용</th><th rowspan="2">용도</th><th rowspan="2">사용
방법</th><th rowspan="2">부작용</th><th rowspan="2">작용
(시간)</th><th colspan="2">미국 FDA 분류</th></tr>
<tr><th>Schedule</th><th>구분</th></tr>
<tr><td rowspan="6">마약</td><td rowspan="4">천연마약</td><td>아편
Opiate</td><td>억제</td><td>진정, 진통</td><td>경구, 주사</td><td rowspan="3">도취감, 어지러움, 사망</td><td rowspan="3">3~4</td><td>S. II</td><td>Downer</td></tr>
<tr><td>모르핀
Morphine</td><td>억제</td><td>진정, 진통</td><td>경구, 주사</td><td>S. II</td><td>Downer</td></tr>
<tr><td>헤로인
Heroin</td><td>억제</td><td>진정, 진통</td><td>경구, 주사</td><td>S. I</td><td>Downer</td></tr>
<tr><td>코카인
Cocaine</td><td>흥분</td><td>국소마취</td><td>경구, 코 흡입</td><td>흥분, 정신혼미, 사망</td><td>30~40(분)</td><td>S. II</td><td>Upper</td></tr>
<tr><td rowspan="2">합성마약</td><td>메타돈
Methadone</td><td>억제</td><td>진정, 진통</td><td>경구, 주사</td><td rowspan="2">도취감, 어지러움, 사망</td><td>12~24</td><td>S. II</td><td>Downer</td></tr>
<tr><td>염산페치딘
Pethidine</td><td>억제</td><td>진정, 진통</td><td>주사</td><td>3~6</td><td>S. II</td><td>Downer</td></tr>
<tr><td colspan="2" rowspan="5">향정신성의약품</td><td>메스암페타민
Methamphetamine
(필로폰, 히로뽕)</td><td>흥분</td><td>진정, 진통</td><td>경구, 주사, 코 흡입</td><td rowspan="2">환시, 환청, 피해망상, 사망</td><td>4~6</td><td>S. II</td><td>Upper</td></tr>
<tr><td>MDMA(엑스터시)
Methylenedioxy</td><td>억제</td><td>식욕억제</td><td>경구, 주사</td><td>7~10</td><td>S. I</td><td>Downer</td></tr>
<tr><td>바르비탈류
Barbital</td><td>억제</td><td>진정, 수면</td><td>경구, 주사</td><td rowspan="2">뇌손상, 호흡장애, 감각상실</td><td>1~6</td><td>S. IV</td><td>Downer</td></tr>
<tr><td>벤조디아제핀류
Benzodiazepines</td><td>억제</td><td>신경안정
항불안제</td><td>경구, 주사</td><td>4~8</td><td>S. IV</td><td>Downer</td></tr>
<tr><td>LSD</td><td>환각</td><td>–</td><td>경구, 주사</td><td>환각, 환청</td><td>8~12</td><td>S. I</td><td>All-around</td></tr>
</table>

<table>
<tr><th rowspan="2">분류</th><th rowspan="2">종류</th><th rowspan="2">약리 작용</th><th rowspan="2">용도</th><th rowspan="2">사용 방법</th><th rowspan="2">부작용</th><th rowspan="2">작용 (시간)</th><th colspan="2">미국 FDA 분류</th></tr>
<tr><th>Schedule</th><th>구분</th></tr>
<tr><td rowspan="7">향정 신성 의약품</td><td>날부핀 Nalbuphine</td><td>억제</td><td>진정, 진통</td><td>주사</td><td>정신 불안, 언어 장애</td><td>3~6</td><td>S. II</td><td>Downer</td></tr>
<tr><td>덱스트로메토르판 Dextromethorphan</td><td>억제</td><td>진해거담 감기약</td><td>경구</td><td rowspan="2">환각, 환청</td><td>5~6</td><td>S. V</td><td>All-around</td></tr>
<tr><td>카리소프로돌 Carisoprodol</td><td>억제</td><td>진통 근육이완</td><td>경구</td><td>5~6</td><td>S. IV</td><td>Downer</td></tr>
<tr><td>펜플루라민 Fenfluramine</td><td>억제</td><td>식욕억제 (살빼는 약)</td><td>경구</td><td>심장 판막, 정신 분열</td><td>6~8</td><td>S. IV</td><td>Downer</td></tr>
<tr><td>케타민 Ketamine</td><td>억제</td><td>동물마취</td><td>경구, 주사, 흡연</td><td>혈압 상승, 심장 마비</td><td>1~6</td><td>S. III</td><td>Downer</td></tr>
<tr><td>로히피놀 Rohypnol</td><td>억제</td><td>수면, 마취</td><td>경구, 주사</td><td>혈압 상승, 기억 장애</td><td>8~12</td><td>S. IV</td><td>Downer</td></tr>
<tr style="display:none"></tr>
<tr><td rowspan="2">대마</td><td>대마, Marijuana, Cannabis, Weed</td><td>환각</td><td>–</td><td>경구, 흡연</td><td rowspan="2">도취감, 환각</td><td>2~4</td><td>S. I</td><td>All-around</td></tr>
<tr><td>헤시시 Hashish</td><td>환각</td><td>–</td><td>흡연</td><td>2~4</td><td>S. I</td><td>All-around</td></tr>
</table>

주요 마약류에 대한 미국 FDA에 의한 Schedule 분류

미국 FDA 분류	Schedule I	Schedule II	Schedule III	Schedule IV	Schedule V
중독위험성	+++++	++++	+++	++	+
의료용도	사용 못함	엄격한 통제	중간 통제	약한 통제	약한 통제

약물이 인체에 미치는 영향

어떤 방법으로 약물을 사용하든 약물은 혈액을 타고 온몸으로 퍼져 나가게 된다. 퍼져나가는 속도와 미치는 영향의 정도는 약물의 종류, 사용 방법뿐만 아니라 개인의 혈액의 양과도 관련이 있는데 나이가 어리고 체구가 작을수록 혈액의 양도 적기 때문에 같은 양의 약물에 반응하는 정도가 강하다. 약물이 일단 혈액 속으로 들어가면 10초~15초 사이에 중추신경에 도달하며 혈관을 타고 간, 신장 등의 다른 장기에도 영향을 미친다.

뇌혈관을 싸고 있는 상피세포는 혈액뇌관문blood brain barrier이라는 특수한 장벽을 만들어 물이나 이산화탄소, 산소 등 두뇌활동에 필요한 물질은 뇌혈관을 쉽게 통과하도록 하고, 바이러스나 박테리아 등의 해로운 물질은 뇌혈관 밖으로 나와 뇌의 신경세포로 전달되지 못하도록 하여 두뇌를 보호한다. 하지만 뇌에는 지방이 많고 뇌혈관의 장벽 역시 지용성 물질에 친화적이라 지용성인 알코올, 니코틴, 헤로인, 코카인, 필로폰 등의 모든 마약류가 이 장벽을 쉽게 통과한다. 혈액뇌관문은 대개 1~2세 때 형성되기 때문에 임신 중 혹은 수유 중인 여성이 니코틴이나 다른 약물을 사용하는 것은 자녀에게 혈액을 통해 독성을 그대로 전달하여 치명적인 결과를 초래할 수 있다. 뇌혈관을 통과한 물질은 뇌와 척수에 존재하는 성상교세포astrocyte에 의해 뉴런으로 이동하여 신경전달물질로서 작용한다. 성상교세포는 뇌혈관과 신경세포를 연결하여 물질을 이동시키는 통로 역할을 한다. 이렇게 들어온 약물은 약물에 따라 수 시간에서 수십 시간 동안 혈액 속을 돌아다니며 뇌와 장기에 영향을 미치고 간의 대사를 통해 독성이 약화된 후 신장을 통해 체외로 배출된다. 대사와 배출이 이루어지는 속도는 연령, 인종, 성별, 유전, 건강상태, 다른 약물의 사용 여부 등에 따라 다르게 나타난다.

신경계의 구조와 기능

● 중추신경과 말초신경

인간의 몸에는 대략 1억 개의 신경세포가 있다. 그 중 반은 뇌와 척수를 구성하는 중추신경으로, 나머지 반은 운동신경과 자율신경을 구성하는 말초신경으로 나뉜다.

말초신경은 자율신경과 운동신경으로 구성되며 자율신경은 우리의 호흡, 땀, 맥박, 소화 등 의식하지 않아도 몸속의 기관들이 스스로 역할을 하도록 기능한다. 운동신경은 중추신경으로부터 전달된 정보를 근육과 관절, 그리고 피부 곳곳에 전달하여 우리의 몸이 적절히 환경에 반응하도록 하는 기능을 한다.

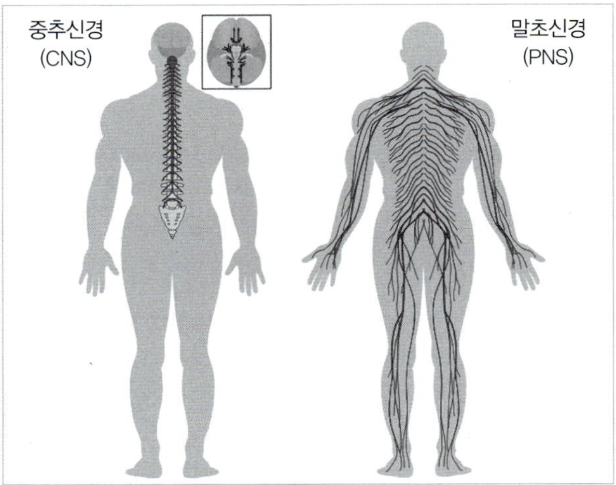

▲ 중추신경과 말초신경

중추신경은 두뇌와 척수로 구성되며, 말초신경으로부터 정보를 받기도 하고 보내기도 하면서 기억, 생각, 조정의 기능을 한다. 모든 상황에 적절히 대응하도록 하는 중앙통제 시스템과 같은 곳이다. 마약이나 향정신성 약물은 외부 환경으로부터 두뇌로 보내지는 정보를 바꿀 수 있다. 반대로 두뇌에서 각 신체기관으로 보내는 정보를 왜곡할 수도 있다. 약물은 신체기관에 직접적으로 영향을 미칠 수도 있지만 두뇌를 거쳐 간접적으로 영향을 미치기도 한다. 예를 들어, 알코올의 경우 위장이나 간을 직접적으로 손상시키기도 하고 뇌와 척수를 통해 호흡을 느리게 하거나 감각을 왜곡시켜 신체기능에 간접적 손상을 초래하기도 한다.

● 뉴런과 시냅스

뉴런은 신경계를 이루는 구조적, 기능적인 기본 단위이며 뉴런을 통해 전기적, 화학적 신호가 전달되고 뉴런의 연합적 활동으로 감각, 운동, 사고 등의 복잡한 생명 활동이 이루어진다. 뉴런은 핵과 가지돌

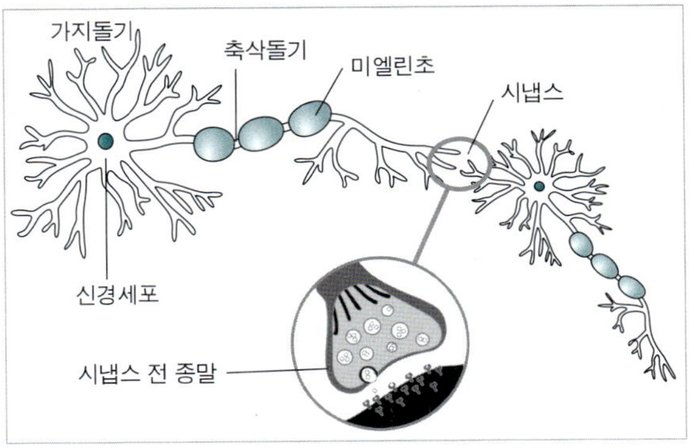

▲ 뉴런과 시냅스

기dendrite, 축삭돌기axon fiber로 구성되고 시냅스synapse를 통해 서로 신호를 전달한다. 신경세포 말단axon tips과 신호를 전달받은 다음 뉴런의 가지돌기dendrite 사이에는 시냅스synapse라고 하는 수십(15~50) 나노미터의 빈 공간이 있으며, 다른 뉴런의 수용기receptor로 화학적, 전기적 신호를 전달할 수 있도록 수천 개에서 약 150,000개의 송신기sender를 가지고 있다. 시냅스를 통해 전달되는 신경전달물질은 약 200여 가지가 밝혀졌으며 아직 밝혀지지 않은 것도 많다.

● 구뇌 (Old brain)와 신뇌 (New brain)

인간의 뇌를 구분하는 방법에는 해부학적인 구분과 기능적 구분, 그리고 위치에 의한 구분이 있으며 진화의 관점에서 구뇌와 신뇌로 구분하기도 한다.

구뇌는 생존에 필요한 기초적이고 원시적인 기능을 제공하는 곳으로 척수와 소뇌 그리고 우리의 감정을 주관하는 변연계limbic system를 포

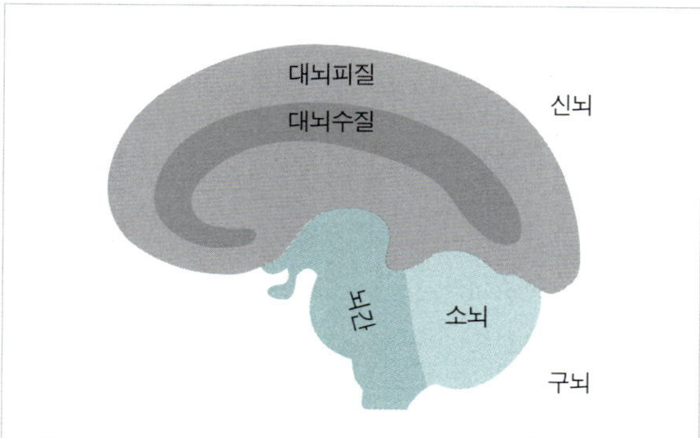

▲ 구뇌와 신뇌

함한다. 구뇌의 기능은 호흡, 맥박, 체온 유지, 근육활동, 호르몬 조절과 같은 신체기능을 유지하고, 분노, 공포, 배고픔, 즐거움 등의 기본적 감정을 경험하게 하면서 생존에 필요한 기억들을 저장한다. 그리고 이 기억들은 생존을 위해 '작동 스위치'로 기능하면서 수분이 부족할 때는 갈증을 유발시키는 스위치로, 음식이 필요할 때는 식욕을 느끼도록 하는 스위치로, 위험한 상황을 감지하면 신체에 피하도록 하는 스위치로 작동하여 생존을 유지시킨다. 마약과 향정신성 약물은 주로 이 구뇌에 들어가 작용하고 강력하고 끊임없는 약물에 대한 갈증을 유발하여 중독에 이르게 하며, 다른 필요한 생존 메커니즘을 파괴한다.

신뇌는 언어와 이성, 창조성, 기억에 의한 행위를 유발하고 통제하는 영역으로 대뇌와 대뇌피질이 여기에 속한다. 신뇌는 우리 몸에 '제어 스위치'의 역할을 하면서 구뇌의 '작동 스위치'가 과도하게 작동하지 않도록 제어하는 역할을 한다. 예를 들어 몸에 영양분이 필요할 때 구뇌가 '작동 스위치'를 켜서 식욕을 자극한다면 신뇌는 식욕이 지나쳐 과식하지 않도록 '제어 스위치'를 켜서 이를 조절하는 원리이다. 구뇌의 반응속도는 신뇌보다 4배 빠른 것으로 알려져 있다. 구뇌와 신뇌는 신체의 건강을 위해 서로 적절히 협력하며 조화로운 상태를 유지하지만 마약이나 향정신성 약물을 사용하게 되면, 이 둘의 기능이 대치하면서 전쟁의 상황으로 바뀌게 되고 결국 '제어 스위치'가 제 기능을 잃어버리고 만다.

● 기억의 메커니즘

기억은 인간이 배우고, 행동하고 반응하도록 하면서 생존을 이끈다. 기억은 의식적 수준과 무의식적 수준의 기억이 있으며, 많은 기억들이 신경세포의 가지돌기라고 불리는 곳에 단백질 형태로 단단히 붙어 평생 동안 남아 있다. 중추신경에는 약 1억 개의 신경세포neuron가 있으며 하나의 뉴런에는 한 개에서 만 개까지의 가지돌기dendrite가 있고, 하나의 수상돌기에는 50개까지의 가지돌기가시dendritic spines가 있다. 우리 뇌에는 약 1조 개의 기억장소가 있는 셈이다.

그리고 각각의 기억은 서로 연결되어 다른 조합으로 일을 한다. 특히, 다른 기억이 해마에서 만들어져 신경세포에 전달되는 것과 달리 쾌락, 두려움, 공포와 같은 감정은 감각기관으로부터 편도체amygdala로 들어와 훨씬 더 크고 단단하게 뉴런의 가지돌기dendrite에 달라붙어 감정기억을 만들어 낸다. 중독은 바로 이 감정기억의 결과로 나타난다. 쾌락, 두려움, 공포 등의 감정이 반복될 때마다 뉴런의 가지돌기도 점점 더 커지면서 지배력이 커지게 된다. 쾌락의 경험은 고통의 경험보다 더 빠르고 강하게 기억된다. 약물이 주는 쾌락이 부작용에서 오는 고통보다 훨씬 강하게 남아 있기 때문에 약물중독에 빠지고, 도박으로 돈을 열 번 잃고도 한 번 딴 기억 때문에 도박중독에 빠져들며, 부모에게 꾸중을 듣고 일상에 수많은 피해를 겪으면서도 게임이 주는 짧은 시간의 쾌락을 잊지 못해 게임중독에 빠져드는 이유다.

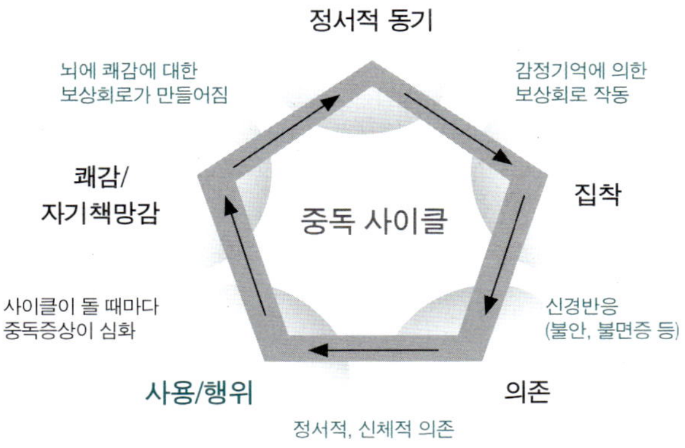

● 기억과 보상회로

우리의 뇌는 생존을 위한 필수조건으로 기억을 통한 보상회로reward circuit를 작동시킨다. 먹고, 마시고, 성행위를 통해 필요와 욕구, 만족의 사이클을 반복하는 것이다. 이러한 보상 사이클은 약물이나 행위 중독에 있어서도 동일하게 작용한다. 스트레스와 약물 사용 욕구, 만족감 사이에 사이클이 만들어지고 점차 강화되는 것이다. 강화를 통해 약물이나 행위를 반복하게 하는 보상 사이클은 중격측좌핵Nucleus Accumbens: NAc에서 담당하는데 쥐를 통한 실험에서 중격측좌핵NAc을 자극하는 스위치를 누를 수 있도록 하자 실험쥐는 아무것도 먹지 않고 죽을 때까지 시간당 5,000회 이상 스위치를 누르는 행동을 보여주기도 하였다.

● '작동 스위치'와 '제어 스위치'

변연계 복측피개영역VTA에는 도파민의 분비를 촉진시키는 일종의

'작동 스위치'가 있어 생존에 필요한 식욕이나 성욕 등을 생겨나게도 하고, 고통을 느낄 때 이를 경감시키는 역할도 한다. 그리고 복측피개 영역의 '작동 스위치'는 만족스러운 결과가 나올 때까지 작동을 반복 한다. 만족이라는 결과를 얻고 나면 '작동 스위치'는 꺼지고 안와전두엽 피질에서 신경전달물질인 글루타메이트glutamate를 VTA와 중격측좌핵NAc의 신경세포로 보내 도파민의 분비를 억제하도록 한다. 뇌의 항상성을 유지시키는 과정이다. 하지만 마약과 향정신성 약물의 성분들은 이 두 개의 기능이 적절히 활동하지 못하도록 신경세포에 직접적인 공격을 가한다. 신경세포에 더 많은 도파민 리셉터receptor를 만들어 도파민 분비를 과다하게 촉진시키는가 하면 도파민이 되돌아가는 길을 막아 더 많은 도파민이 전두엽으로 전달되도록 하는 방법이다. 결국 약물은 변연계의 '작동 스위치'와 전두엽의 '제어 스위치'를 모두 망가뜨려 뇌의 항상성을 무너뜨린다. 더욱이 중독은 이러한 기능저하가 일시적인 현상이 아니라 만성적 기능장애가 되도록 뇌를 생리적으로 바꾸어 놓기도 한다. 1930년 Dr. William Silkworth는 뇌의 생리적 변화에 대하여 일종의 약물에 의한 뇌의 알레르기 반응으로 설명하기도 했다. 안와전두엽 피질에서 '제어 스위치'가 제 역할을 하기 위해서는 뉴런의 신경다발인 반굴속fasciculus retroflexus을 통해서 글루타메이트glutamate라는 신경전달물질이 VTA로 전달되어야 하는데, 약물은 이 섬유다발을 파괴하여 글루타메이트가 VTA로 도달할 수 없도록 만든다는 것이다. 결국, 약물중독이란 약물이 변연계 신경세포와 전두엽의 신경세포를 파괴하고 상호 신호를 주고받은 과정의 세포들까지 파괴하여 더 이상 기능할 수 없도록 하는 것이다.

신경전달물질과 신체반응

● 신경전달물질

우리 몸에서 만들어지는 내인성 신경전달물질은 크게 4종류로 구분된다.

- 모노아민: norpinephrine, dopamine, histamine, serotonin 등
- 아미노산: GABA, glycine, glutamate 등
- 아편양 펩티드: endorphins, enkephalins, substance P 등
- 기타 : acetylcholine, corticotrophins, nitric oxide, adenosine

이들 중 중독과 가장 밀접하게 관련된 신경전달물질로는 도파민, 엔도르핀, 세로토닌, GABA 그리고 글루탐산 등이 있다.

① 도파민 (Dopamine)

도파민은 중독을 일으키는 데 가장 핵심적인 물질이다. 파킨슨병은 도파민 부족에서 오며 도파민 과다로 정신분열증이 유발되기도 한다.

② 글루타메이트 (Glutamate)

흥분성 신경전달물질로서 중추신경계에서 감각과 운동기능에 주요한 역할을 한다. 글루타메이트는 흥분성 물질이지만 한편으로는 중격측좌핵[NAc]에 작용하여 도파민이 지속해서 방출되도록 하는 '작동스위치'를 멈추게 하는 역할도 한다. 하지만 글루타메이트가 마약이나 향정신성 약물과 반응하게 되면 오히려 도파민의 방출을 강화시키는 역할을 한다.

③ GABA (Gamma aminobutyric acid)

뇌를 안정시키는 역할을 하는 신경전달물질인 GABA는 충동을 조절하고 근육을 이완시키며 뇌의 활동을 느리게 만든다. 알코올이 GABA의 생성과 활동에 큰 영향을 미치는 것으로 알려져 있다.

④ 세로토닌 (Serotonin)

일명 행복호르몬으로 불리는 세로토닌은 우울, 불안 등의 기분을 조절할 뿐만 아니라, 식욕, 수면, 근육 이완과 관련되어 있다. 중독과 관련해서는 MDMA[ecstasy]가 세로토닌의 분비를 촉진하여 흥분을 일으키는 것으로 알려져 있다.

● 중독물질의 역할

우리의 뇌는 다양한 신경전달물질의 양을 조절하면서 건강한 삶을 영위할 수 있도록 기능한다. 하지만 헤로인, 코카인, 항우울제 등의 약물은 신경전달물질의 분비와 전달체계를 무너뜨려 몸의 항상성을 깨뜨린다. 약물이 신경전달물질의 양과 전달체계를 교란하는 방법에는 다음과 같은 것들이 있다.

- 뉴런의 수용기receptor를 막아 신경전달물질이 전달되지 못하도록 한다. 예를 들어, 헤로인의 경우 통증유발물질인 substance P가 전달되지 못하도록 수용기를 막아 통증을 억제한다.

- 신경전달물질의 방출을 촉진시킨다. 코카인은 에피네프린과 도파민의 방출을 촉진하고, 엑스터시는 세로토닌의 방출을 촉진시킨다.

- 신경전달물질이 시냅스 통해 송신 뉴런으로 돌아가 재흡수되는 것을 막는다. 예를 들어, 도파민의 정상적 전달 과정에서는 수신 측 뉴런으로 전달되지 못한 도파민은 시냅스에서 다시 송신 측 뉴런으로 되돌아가 도파민이 과다하게 흐르지 못하도록 한다. 하지만 약물은 송신 측 뉴런의 입구를 막아 도파민이 흐르는 양을 증폭시키게 된다. 항우울제로 쓰이는 프로잭Prozac 등이 세로토닌이 방출된 이전 뉴런으로 되돌아가는 것을 막거나, 코카인이 도파민의 회귀를 막아 그 양을 늘리는 현상이 여기에 속한다.

- 신경전달물질의 대사효소를 억제하여 보다 오래 남아 있도록 만든다. 메스암페타민의 경우 에피네프린과 노르에피네프린의 대사물질을 억제하여 효과가 오래 지속되도록 한다.

- 이외에 위 방법들이 복합적으로 작용하여 강제적으로 신경전달

물질의 양을 늘리거나 효과를 지속시킨다.

● 시냅스 가소성과 생체적응

시냅스 가소성synaptic plasticity과 생체적응은 중독의 발생과 재발, 그리고 회복에 대하여 설명해 준다. 약물을 지속적으로 과다하게 사용하면 시냅스가 스트레스를 받으며 기능이 변화한다. 시냅스의 기능 변화는 새로운 환경에 생체가 적응하기 위한 활동의 하나로 약물에 내성이 생기는 이유도 여기에 있다. 결국, 시냅스의 기능 변화는 충동장애나 과잉행동장애를 유발하기도 하고 중독과 재발을 일으키는 원인이 된다. 다른 한편으로 시냅스 가소성은 중독으로부터 회복을 돕기도 한다. 특히, 청소년기에는 가소성이 크기 때문에 중독과 회복이 빠르게 일어난다.

● DNA의 후생적 변화

우리의 유전자는 부모로부터 물려받은 것이지만 후천적으로 변화를 일으키기도 한다. 이러한 DNA 변화를 후생적 변화라고 하는데, DNA 상의 화학적 표지[염기, 즉 아데닌(A), 구아닌(G), 티민(T), 시토신(C)]가 추가되거나 없어져 변화하는 것이다. 중독의 원인은 유전과 환경이 50%씩 동일하게 작용하는 것으로 연구되었는데, 이는 약물의 만성적 사용이 DNA의 후생적 변화를 일으키기 때문이다. DNA 변화는 인종, 성별 등 유전적 특징을 결정하는 염기서열에 변화를 일으키는 것은 아니다. DNA가 담고 있는 염기의 조합을 변화시켜 중독에 쉽게 빠져들도록 하는 것이다. DNA는 우리 몸속에 세포들의 어떤 일을 해야 하는지 알려주는 설계도와 같다. 약물의 만성적 사용으로 인한 DNA의 후생적 변화는 설계도 자체를 바꾸는 것이 아니라 설계도에 일부를 지우거나 추가하여 다른 결과를 만들어내는 것과 같다.

약물에 대한 신체의 반응

약물 내성, 심리적/신체적 의존, 금단증상, 약물대사와 같은 요소들은 약물의 효과에 대한 강도를 결정하고 중독을 일으키는 요인과 밀접한 관련을 갖는다.

● 약물 내성

우리의 몸은 신체에 들어오는 약물을 독이라고 간주하고 간과 신장과 같은 장기에서 해독하고 배출하게 되며 몸에는 그에 따른 반응이 나타난다. 하지만 이러한 약물을 장기간 사용하게 되면 몸은 약물의 독성 효과에 적응하게 되며 이렇게 적응하는 과정을 내성이 생기는 과정이라고 한다. 내성이 강할수록 더 많은 약물을 사용해야 이전과 같은 효과를 얻을 수 있다. 예를 들어 메스암페타민을 매일 사용하여 행복감을 얻고자 하는 경우, 첫날 사용했을 때 100mg으로 100만큼의 행복감을 얻었다면, 50일째는 200mg, 100일째는 300mg의 약물을 사용해야 동일한 행복감을 얻을 수 있게 되어 약물의 사용량이 점차 늘어나게 된다. 반대로 내성이 감소하는 경우도 있는데 지나친 약물 사용으로 간이 손상되거나 노화로 제 기능을 할 수 없는 경우, 해독작용을 하지 못해 더 많은 독성이 혈액을 통해 그대로 전달되기 때문에 몸이 격렬하게 반응하는 것이다. 몸이 피곤하거나 건강하지 않을 때 술에 더 쉽게 취하는 이유가 여기에 있다.

● 약물 의존

약물 의존은 중독의 진행에 중요한 역할을 하며 약물 사용자가 정서적으로뿐만 아니라 신체적으로 약물에 의지하게 되는 현상을 말한다. 심리적으로 약물에 집착하게 되는 것과 약물 중단에 따른 통증, 근육경련, 불면증, 피로감 등의 신체적 금단증상으로 약물을 계속하여 사용하게 되는 것을 말한다.

● 금단증상

약물을 오랜 기간 사용하게 되면 신체의 신경구조와 전달체계에 변형이 초래되어 약물에 적응한 상태가 된다. 적응된 상태에서 약물을 중단하게 되면 신체에는 과도한 효소와 시냅스 수신기, 신경전달물질 등만 남게 되며 신체는 다시 균형을 찾아가기 위해 격렬히 반응하게 된다. 이 과정이 금단증상으로 나타나는데, 우울증이나 좌절감, 고통, 불면증, 설사, 혈압 증가, 과도한 불안감, 피로감 등이 나타나게 된다. 중독의 치료 과정에서는 이러한 갑작스러운 변화가 위험을 초래할 수도 있기 때문에 완화된 대체약물을 통해 신체가 서서히 변화를 맞도록 유도하는 방법을 사용하기도 한다.

중독의 원인 (유전과 환경)

약물중독은 약물 사용이 유전적 요인과 환경적 요인에 결합하여 복합적으로 나타난다. 또한, 개인의 성격, 생활방식, 약물에 대한 민감성, 건강 상태에 따라 중독의 강도와 속도가 달라진다.

● 유전

세대를 거치며 부모로부터 유전되는 기질적인 특성들은 중독을 일으키는 데 매우 중요한 역할을 한다. 지금까지 밝혀진 바로는 적어도 89개의 유전자가 직접적으로 중독과 관련이 있는 것으로 확인되었으며, 900개 이상의 유전자가 간접적으로 영향을 미치고 있는 것으로 나타났다. 하나의 예로 UCLA와 University of Texas의 공동연구에서 Dr. Ernest Noble과 Kenneth Blem은 70% 이상의 알코올중독자의 유전자에서 보통 사람들에게는 잘 발견되지 않는 DRD2와 A1 대립유전자를 발견했는데, 이 유전자가 도파민 분비와 밀접한 관련이 있는 것으로 밝혀졌다. 그리고 이 유전자는 코카인과 같은 다른 중독성 약물에서도 취약성을 나타내는 것으로 나타났다. 이외에서 많은 중독

특이성 유전자들이 발견되었는데 대개 중독 환자의 40~60% 정도에서 이러한 특이성 중독 유전자가 확인되었다.

● 환경

타고난 유전 형질에도 불구하고 삶에서 오는 긍정적, 부정적 요인들이 뇌의 신경 화학적 시스템을 바꾸기도 한다. 성적, 정서적, 육체적 학대나 각종 스트레스, 영양 상태, 가족관계, 생활 상태 등 환경적 요인들이 뇌신경에 화학적 변화를 만들어낼 수 있다는 것이다. 신경가소성이란 신경전달물질의 분비나 신경전달체계는 언제든지 환경의 영향을 받아 바뀔 수 있다는 것이다. 우리 몸에는 약 1억 개의 신경세포가 있는데, 이들은 100조 개의 조합을 이끌어 신경 화학적 특질을 만들어낸다. 환경은 이 조합을 변화시켜 중독으로부터 상대적으로 건강한 유전자를 가지고 있던 사람도 중독자로 만들 수 있다.

중독의 예방

취약한 유전과 환경이 반드시 중독을 불러일으키는 것은 아니다. 중독 유전자를 가지고 있고 약물에 중독되기 쉬운 환경적 요인을 가지고 있더라고 약물을 사용하지 않는다면 결코 약물중독은 발생하지 않는다. 약물 사용은 중독의 필수조건이다. 다만, 현대에 있어서는 다양한 향정신성 약물이 의사의 처방에 의해 질병 치료의 목적으로 사용되는 경우가 많으므로 전혀 의도된 바 없이 약물에 중독되는 경우도 발생한다. 진통 효과를 위해 아편이나 모르핀이 사용되거나 국소마취제로 코카인이 사용되며, 주의력 결핍 과잉행동장애ADHD의 치료를 위해 암페타민 계열의 약물이 사용되는 것이 그 예이다. 의사들은 엄격한 기준과 통제하에 이와 같은 약물을 사용하고 있다.

이
재
호

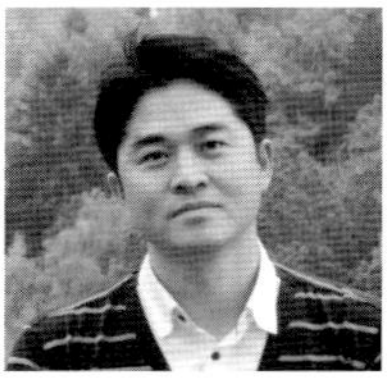

법무부 교정본부 근무

현재

University of Utah, Social Work, 중독분야 정부파견 연구원

Utah Department of Correction, 치료공동체 프로그램 운영연구

New Roads Therapeutic Recovery Center, 치료공동체 프로그램 운영

자격

SUDC, 중독 전문 치료상담사 / University of Utah, 미국

NLP Practitioner / International NLP Association

NLP Master Practitioner / International NLP Association

Life Coach / International Association of Professional Life Coaches

경력

2014~2015, 법무연수원 성범죄자 치료 프로그램 및 위험성 평가(Static-99R) 강사

2012, 미국, University of Minnesota, 중독 치료공동체 프로그램 연구

2012, 미국, Pennsylvania Department of Correction, 청소년 치료공동체 연구

2010, 벨기에, ICPA's 12th International Conference "Correctional Best Practices, Worldwide Perspectives".

2009~2010, 캐나다, University of British Columbia, 교정심리치료 연구

2005, 일본, UNAFEI (UN 극동아시아 범죄연구소), "가정폭력 치료프로그램"연구

중독치료를 위한 치료공동체 운영 매뉴얼

2017년 1월 5일 1판 1쇄 인쇄
2017년 1월 10일 1판 1쇄 발행

지 은 이 이재호
펴 낸 이 최용구
펴 낸 곳 도서출판 신정

주 소 (04316) 서울시 용산구 원효로 89길 19 (원효로1가)
전 화 02) 3211-4782 · 0266(영업부), 3211-4783(편집부), 3211-4784(팩스)
이 메 일 shinjeong72@naver.com
홈페이지 www.sjbook.co.kr
등 록 2001년 5월 11일 제13-702호

기획마케팅 최용구 장만동 송대용 최충구
책임편집 석기은 황가연
표 지 SDY

ISBN 978-89-5912-412-1 03510

정가 13,000원